# 华西外科临床技能手册

主　审　程南生

主　编　董　强　叶　辉

副主编　游　蓁

人民卫生出版社

·北　京·

**图书在版编目（CIP）数据**

华西外科临床技能手册/董强，叶辉主编. —北京：
人民卫生出版社，2022.7
ISBN 978-7-117-33262-0

Ⅰ. ①华… Ⅱ. ①董… ②叶… Ⅲ. ①外科学－手册
Ⅳ. ①R6-62

中国版本图书馆 CIP 数据核字（2022）第 107501 号

| | | |
|---|---|---|
| 人卫智网 | www.ipmph.com | 医学教育、学术、考试、健康，<br>购书智慧智能综合服务平台 |
| 人卫官网 | www.pmph.com | 人卫官方资讯发布平台 |

**华西外科临床技能手册**

*Huaxi Waike Linchuang Jineng Shouce*

主　　编：董　强　叶　辉
出版发行：人民卫生出版社（中继线 010-59780011）
地　　址：北京市朝阳区潘家园南里 19 号
邮　　编：100021
E - mail：pmph @ pmph.com
购书热线：010-59787592　010-59787584　010-65264830
印　　刷：廊坊一二〇六印刷厂
经　　销：新华书店
开　　本：787×1092　1/32　　印张：12
字　　数：218 千字
版　　次：2022 年 7 月第 1 版
印　　次：2022 年 8 月第 1 次印刷
标准书号：ISBN 978-7-117-33262-0
定　　价：68.00 元

# 编　者

（以姓氏汉语拼音为序）

蔡雨龙　讲师　四川大学华西医院普通外科
曹德宏　讲师　四川大学华西医院泌尿外科
陈志兴　讲师　四川大学华西医院美容整形/烧伤外科
成　俊　护师　四川大学华西医院手术室
程春燕　副教授　四川大学华西医院毕业后培训部
邓　实　讲师　四川大学华西医院泌尿外科
董　强　教授　四川大学华西医院泌尿外科
范　钰　讲师　四川大学华西医院泌尿外科
冯　磊　讲师　四川大学华西医院普通外科
胡　佳　副教授　四川大学华西医院心脏大血管外科
胡桓睿　讲师　四川大学华西医院普通外科
胡建昆　教授　四川大学华西医院普通外科
金晓东　教授　四川大学华西医院重症医学科
兰志刚　讲师　四川大学华西医院神经外科
李　强　副教授　四川大学华西医院神经外科
李嘉鑫　讲师　四川大学华西医院普通外科
李娅娇　讲师　四川大学华西医院心脏内科
梁法清　讲师　四川大学华西医院普通外科
梁伟涛　讲师　四川大学华西医院心脏大血管外科

林　森　副教授　四川大学华西医院神经外科

林圮昕　副教授　四川大学华西医院普通外科

赁　可　教授　四川大学华西医院心脏大血管外科

刘　凯　讲师　四川大学华西医院普通外科

刘　洋　讲师　四川大学华西医院骨科

刘　峥　讲师　四川大学华西医院胸外科

龙　成　讲师　四川大学华西医院骨科

卢　炯　讲师　四川大学华西医院普通外科

吕　丹　副教授　四川大学华西医院耳鼻咽喉头颈外科

马文杰　讲师　四川大学华西医院普通外科

牛肖雅　讲师　四川大学华西医院普通外科

蒲　丹　教授　四川大学华西医院临床技能培训中心

蒲国蓉　讲师　四川大学华西医院外科学系

钱　宏　讲师　四川大学华西医院心脏大血管外科

邱　实　讲师　四川大学华西医院泌尿外科

石小军　教授　四川大学华西医院骨科

谭永琼　副教授　四川大学华西医院手术室

王　茹　讲师　四川大学华西医院美容整形/烧伤外科

王小飞　讲师　四川大学华西医院甲状腺外科

吴薛滨　护师　四川大学华西医院手术室

伍　聪　讲师　四川大学华西医院神经外科

夏　霖　副教授　四川大学华西医院普通外科

项　舟　教授　四川大学华西医院骨科

肖正华　副教授　四川大学华西医院心脏大血管外科

徐昱扬　讲师　四川大学华西医院胸外科

杨　俭　讲师　四川大学华西医院普通外科

杨　曦　副教授　四川大学华西医院骨科

杨　轶　副教授　四川大学华西医院普通外科

杨晓东　讲师　四川大学华西医院小儿外科

叶　辉　教授　四川大学华西医院普通外科

游　燊　副教授　四川大学华西医院普通外科

玉　红　讲师　四川大学华西医院麻醉科

昝　昕　讲师　四川大学华西医院神经外科

张　思　讲师　四川大学华西医院神经外科

张昌伟　副教授　四川大学华西医院神经外科

张振宇　副教授　四川大学华西医院美容整形/烧伤外科

赵小丹　讲师　四川大学华西医院骨科

钟　玲　护师　四川大学华西医院手术室

钟　洲　讲师　四川大学华西医院骨科

周　健　讲师　四川大学华西医院胸外科

周　亮　讲师　四川大学华西医院泌尿外科

周　勇　副教授　四川大学华西医院普通外科

周荣幸　副教授　四川大学华西医院普通外科

周宗科　教授　四川大学华西医院骨科

朱　涛　教授　四川大学华西医院麻醉科

朱道珺　讲师　四川大学华西医院手术室

朱云柯　讲师　四川大学华西医院胸外科

邹秀和　讲师　四川大学华西医院甲状腺外科

**编写秘书**

蒲国蓉　讲师　四川大学华西医院外科学系

# 序

　　将一名医学生培养成为合格的临床医师，是非常耗时费力的，无论是学生本人还是带教的老师，都需要在这一过程中投入大量的时间和精力。特别是外科住院医师的成长，尤其漫长。在欧美的住院医师培训体系中，外科住院医师培训普遍需要经历6~8年。其中很重要的原因是外科住院医师需要掌握大量的临床技能，一些是床旁操作，一些是手术操作。每一项技能都需要反复的带教和操作练习才能被很好地掌握。历史上，外科住院医师技能培训主要通过一对一的师徒带教模式以及集中的实验室模拟培训模式进行，这两种模式都还有不尽如人意之处，在网络高度发达的今天，许多培训机构都开始积极探索在线技能培训的模式。不管是怎么样的培训模式，带教老师和学生都需要统一的技能培训标准作为参考，《华西外科临床技能手册》就是这样一本书。

　　我院外科学系于2003年率先开始外科住院医师规范化培训工作，为国内，特别是西部地区各级医院培训了 500 多名合格外科医师，推进了各级医院医师质量的"同质化"进程，促进了基层医院医疗质量的提升，深受各级医院的好评，为国家医疗体制的改革做出了贡献。结合我院外科住院医师临床技能培训的经验，外科学系组织外科及相关专科的专家共同编写了《华西外科临床技能手册》，供外科规范化培训住院医师的临床技能培训课程使用。本书的一大特点是，除了涵盖了执业医师资格考试大纲要求的 24 项基本操作技能以外，还纳入了更多实用的外科手术技能，比如胸外科手术中"基础体外循环建立的方法""肢体感染性创面的湿敷换药""肠套叠空气灌肠术"等，既是华西外科住院医师培训轮转过程中需要掌握的基本操作，也是一名合格外科住院医师必须能够熟练完成的日常操作。本书的另一大特点是，从患者管理的角度，提出外科住院医师日常轮转学习中需要面对的常见临床问题的评估及处理规范，比如"术前谈话的要点与技巧""术后呼吸困难的评估及处理""术后心率增快的评估及处理""大面积烧伤的液体疗法"等，这部分内容旨在提升外科住院医师的患者管理能力，这其实也是非常重要的临床技能，是外科住院医师胜任力的重要部分。

　　本书是一本非常实用的指导手册，外科住院医师轮转培训过程中面临的许多问题都可以在书中找到答案。真诚地希望外科住院医师们可以好好利用本书，不断磨砺和提高自己的临床技能。

也希望本书能够成为外科住培带教老师日常带教工作的参考书，帮助带教老师更有针对性更规范地开展外科住院医师的带教工作。

2021 年 12 月

# 前　言

　　临床技能培训是临床医学教育的重要组成部分。根据国家卫生健康委员会 2021 年制订的《住院医师规范化培训内容与标准》的要求，结合我院外科住院医师临床技能培训的经验，我们组织外科及相关专科的专家共同编写了《华西外科临床技能手册》，供外科规范化培训住院医师的临床技能培训课程使用，旨在为外科住院医师提供规范的临床操作指导，以推进外科住院医师临床实践教学的发展、提高住院医师的外科临床实践技能操作水平。

　　本书内容包括操作技能、常见临床问题评估及处理两部分。第一部分由外科各专科专家从我院临床常用的操作技能中筛选后编写，目的是使住院医师在必须掌握的执业医师资格考试大纲要求的 24 项基本操作技能以外，从临床应用的角度进一步提高外科操作技能；第二部分以外科住院医师在临床工作中经常面临的临床问题为导向，培养住院医师分析问题和独立处理问题的能力，这种解决问题的能力是更重要的临床技能，因此这部分也是本书的特点。

　　本书的编写是我们为了加强外科住院医师技能培训的一个新的尝试，编写工作得到外科各专科、麻醉科、耳鼻喉科等的大力支持，在此表示感谢！由于我们对外科住院医师技能培训尚需不断积累经验，对于本书存在的不足和需要改进之处，期望各位老师和住院医师在使用过程中提出宝贵意见，以便今后进一步修改，使之成为提高外科住院医师技能培训质量的实用参考书。

2021 年 12 月

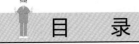

# 目 录

## 第一部分 操作技能

## 第二部分　常见临床问题评估及处理

# 第一部分

## 操 作 技 能

# 第一章

# 普通外科专业操作技能

## 第一节 乳腺包块穿刺术

【**适应证**】

1. 超声检查 BI-RADS（breast imaging reporting and data system，乳腺影像报告和数据系统）分级为 2～5 级，体检可触及的包块，其目的是提供组织行病理学检查，明确诊断，指导治疗方案制订。

2. 临床体格检查可触及，但其他辅助检查未检测到的高度怀疑乳腺癌病灶。

3. 乳腺囊肿、乳腺脓肿需穿刺抽液、抽脓等治疗性操作。

【**禁忌证**】

1. 肿块较小，无法触及（此种情况需超声引导下完成）。

2. 患者一般情况差，无法耐受穿刺活检术。

【**操作步骤**】

1. 准备物品（图 1-1-1），注意核对无菌有效期及密闭性。

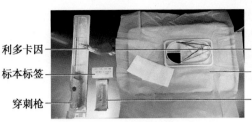

利多卡因　标本标签　穿刺枪　标本存放盒　无菌换药包　无菌注射器

图 1-1-1　肿块穿刺活检物品准备

2．与患者及助手核对患者基本信息，与患者核对病变部位及操作名称。

3．患者取仰卧位，术者戴无菌手套，以穿刺点为中心直径 15cm 范围消毒、覆盖并固定无菌洞巾或铺无菌巾（图 1-1-2）。

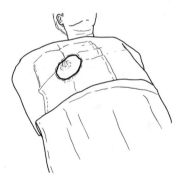

图 1-1-2　肿块穿刺活检消毒铺巾

4．穿刺点处皮内（真皮层）2% 利多卡因注射麻醉、乳房后间隙神经阻滞麻醉（图 1-1-3）。

5．左手固定肿块，右手持穿刺枪与胸廓平行到达肿块近边缘，击发穿刺枪开关（图 1-1-4），完成一次穿刺,拔出穿刺枪,退出枪鞘,显露穿刺标本,助手夹取走标本;术者观察标本,必要时可按前述方法调整穿刺方向,行多方向、多点穿刺取材,使穿刺标本达到满意标本,共穿刺4～6条(图1-1-5)。

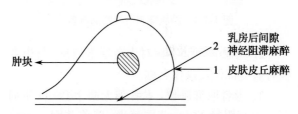

图 1-1-3　肿块穿刺活检麻醉示意图

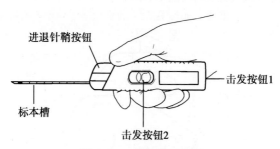

图 1-1-4　穿刺枪示意图

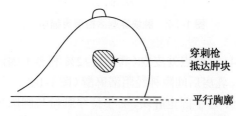

图 1-1-5　肿块穿刺活检穿刺枪走行示意图

6. 穿刺结束后消毒穿刺孔，无菌敷料覆盖术区，绷带外固定加压止血。

7. 观察患者是否有异常，嘱患者穿刺后注意事项。

8. 书写操作记录。

9. 再次与患者及助手核对标本信息，将标本浸泡于甲醛（福尔马林）溶液中送检。

**【常见并发症及处置】**

1. 继发性出血

（1）原因：穿刺次数多，肿块血供丰富，术后按压不确切等。

（2）表现：局部血肿形成；出血浸透敷料。

（3）处置：加压包扎，必要时切开清除血肿、结扎止血。

（4）预防方法：术前询问无出血性疾病，停止抗凝药物至少 3 天、凝血时间 INR（国际标准化比值）允许范围 2.0～3.0，血小板 $>50\times10^9$/L。

2. 穿刺失败

（1）原因：包块太小，注射麻醉药后无法触及。

（2）表现：穿刺结果为良性病变，但其后切除活检证实为恶性。

（3）处置：再次穿刺或切除活检。

（4）预防方法：规范操作、掌握好检查适应证及禁忌证。

3. 穿刺道肿瘤种植

（1）原因：穿刺标本时需自穿刺道移出体内，

增加穿刺道肿瘤种植风险；另外，穿刺技术不熟练，穿刺针反复进出乳腺也会增加穿刺道肿瘤种植风险。

（2）表现：后续手术切除包块时，穿刺道内检测到肿瘤组织。

（3）处置：穿刺活检后及时行下一步治疗，手术时同时行穿刺道及穿刺口皮肤切除。

（4）预防方法：精准穿刺，减少穿刺次数。

4. 局部感染

（1）原因：无菌操作不严格。

（2）表现：乳房局部红、肿、热、痛。

（3）处置：预防（高危人群：血糖控制不佳等）或治疗性应用抗生素。

（4）预防方法：严格遵守无菌操作原则，减少血肿形成，充分术前准备，如糖尿病患者控制好血糖等。

5. 邻近组织、器官损伤

（1）原因：穿刺针轴线未平行胸壁。

（2）表现：胸壁剧烈疼痛或血气胸。

（3）处置：应用镇痛药，必要时行胸部 X 线或 CT 检查以了解是否有血气胸形成，如有指征及时请胸外科会诊，给予放置胸腔闭式引流等治疗。

（4）预防方法：穿刺时使穿刺针轴线平行于胸廓，预估穿刺道径线。

**（梁法清 朱道珺 谭永琼）**

## 第二节 乳管镜检查

**【适应证】**

适用于乳头溢液患者，尤其是单侧乳房单孔、浆液性、血性、咖啡样溢液的乳导管内病变患者。乳导管内病变包括以下方面。

1. 乳腺导管内乳头状瘤或导管内乳头状瘤病。

2. 乳腺导管扩张症。

3. 乳管炎。

4. 乳腺炎等。

**【禁忌证】**

1. 重度乳头内陷。

2. 乳头发育不良。

3. 乳管内炎症导致乳管狭窄等。

**【操作步骤】**

1. 术前向患者及其委托代理人交代乳管镜检查的必要性及可能存在的并发症，强调乳管镜检查的局限性（仅限于观察溢液乳腺管内病变、因乳管直径较细或乳管走行迂曲无法观察溢液乳管远端乳腺管内病变而导致的视野盲区），并签署侵入性操作知情同意书及麻醉知情同意书。

2. 物品准备（图1-2-1）。

3. 患者取仰卧位、以乳头为中心直径15cm范围消毒（图1-2-2）、覆盖并固定无菌洞巾、寻找溢液乳管开口、2%利多卡因溢液导管内局部麻醉后依次用 5～10 号扩张器扩张乳管（图 1-2-3）。

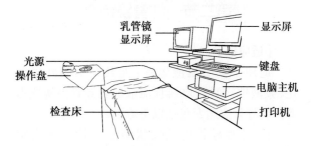

图 1-2-1　乳管镜检查物品准备

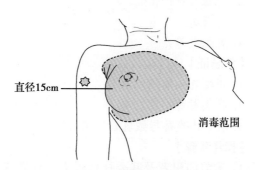

图 1-2-2　乳管镜消毒范围

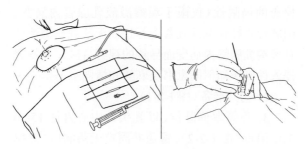

图 1-2-3　扩张乳管

4. 调整乳管镜焦距、方向及角度。

5. 检查乳管镜是否通畅。

6. 循乳管走行方向轻柔进镜，依次观察各乳管壁及乳管开口（图1-2-4）。

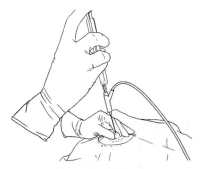

图 1-2-4　进镜检查

7. 发现乳管内新生物后仔细观察，记录其所在体表投影并采集图像。

8. 退出乳管镜，并轻揉乳房，排出乳管内空气或生理盐水及局部麻醉药。

9. 乳头再次消毒，外敷无菌敷料。

10. 向患者交代检查后注意事项。

11. 书写检查记录。

12. 如病变取材，术后送病理检查；拟近日手术者留置定位导丝。

【常见并发症及处置】

1. 乳管破裂

（1）原因：扩张乳管时压力过大、形成假道、乳管镜擦伤管壁等。

（2）表现：乳腺皮下气肿，有捻发感；内视镜下见导管腔消失、结构紊乱，部分可见金黄色脂肪组织，检查无法进行。

（3）处置：观察。

（4）预防方法：轻柔操作，循乳管走行进镜，检查结束后，按摩乳房，尽量排净积气或积液。

2. 插管失败

（1）原因：扩张导管不良，乳头内陷、乳头发育不良或乳管内炎症狭窄等。

（2）表现：无法进镜。

（3）处置：终止检查，向患者交代清楚失败原因及后续复诊方案。

（4）预防方法：规范操作、掌握好检查适应证及禁忌证。

3. 出血

（1）原因：扩张乳管时导致乳管开口或主乳管损伤等。

（2）表现：检查结束时挤压乳管可见少量新鲜血性乳头溢液或内镜视野内少量新鲜血液。

（3）处置：挤压乳管内积血，局部按压止血数分钟后观察。

（4）预防方法：轻柔、规范化操作。

4. 局部感染

（1）原因：乳管镜检查相对无菌，不严格执行无菌操作。

（2）表现：乳房局部红、肿、热、痛。

（3）处置：预防或治疗性应用抗生素。

（4）预防方法：尽量轻柔操作，减少乳管损伤，血糖控制不佳的糖尿病患者或乳腺局部有炎症患者应用抗生素。

5. 漏诊

（1）原因：主乳管以下各级乳管分支数目不固定，分支乳管堵塞、管径小或乳管走行迂曲无法进镜等。

（2）表现：复查或后续观察随访中发现延迟诊断性疾病。

（3）处置：术前及术后与患者及家属充分沟通乳管镜检查的局限性，嘱患者密切随访，针对高度怀疑存在肿瘤性病变患者，穿刺或手术切除活检确诊。

（4）预防方法：充分认识乳管镜检查的局限性，检查过程中仔细、认真，对患者的病情做全局评估。

**（梁法清　朱道珺　谭永琼）**

## 第三节　甲状腺及颈部体检法

## 一、甲状腺检查

甲状腺由左、右两侧叶和峡部构成，形如"H"。两侧叶贴附在喉和气管的外侧面，上极达甲状软骨中部，下极平第5、6气管软骨环平面；峡部位于第2~4气管软骨环的前方，部分人缺失。

## （一）检查方法

1. 视诊　观察甲状腺有无肿大,颈部是否对称。

正常人甲状腺外观不明显,女性在青春发育期可略增大。甲状腺肿大时,患者坐位,头后仰,即可看到甲状腺的轮廓,可观察其大小和对称性。有时可以很明显地看到整个肿大的甲状腺,有时则在患者进行吞咽动作时,才能显现肿大的甲状腺随吞咽动作而上下移动。颈短而粗或肥胖的患者,可嘱其双手置于枕后,头后仰,这更利于观察甲状腺。

甲状腺肿大一般分为三度:看不出甲状腺肿大但能触及者为Ⅰ度;能看出甲状腺肿大,但没有超出胸锁乳突肌外缘者为Ⅱ度;甲状腺肿大明显,超出胸锁乳突肌外缘者为Ⅲ度。

2. 触诊　触诊的部位包括甲状腺峡部及两侧叶。检查时注意甲状腺的大小、质地、有无结节、是否对称、有无压痛及震颤等。

（1）后位法（图1-3-1）:①患者取坐位,颈部放松,头微前屈,检查者站在患者背后;②检查者两手拇指分别置于颈后,两手示指、中指置于环状软骨下气管前及两侧,分别触诊甲状腺峡部及左、右侧叶;检查时嘱患者做吞咽动作,甲状腺随吞咽上下移动;③患者头微向左转,检查者右手示指、中指向对侧推移甲状腺,左手拇指置于左侧胸锁乳突肌后缘向前轻推,左手示指、中指触摸左侧叶;④患者头微向右转,检查者左手示指、中指向对侧推移甲状腺，右手拇指置于右侧胸锁乳突肌后缘向前轻推，右手示指、中指触摸右侧叶。

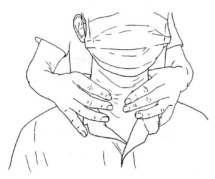

图 1-3-1 后位法

（2）前位法（图1-3-2）：①患者取坐位，也可仰卧位，检查者位于患者前面；②检查峡部时用拇指从胸骨上窝向上触摸，正常时感觉不明显，若甲状腺峡部肿大或有结节时，可感受到第2～4气管软骨环前方的软组织，同时嘱患者吞咽，可感到此软组织在手指下滑动；③检查左侧叶时，检查者左手拇指轻推环状软骨及气管向对侧，右手示指、中指在左胸锁乳突肌后缘向前推挤甲状腺左侧叶，右手拇指在气管旁滑动触摸来确定甲状腺左侧叶状态，同时配合吞咽动作检查；④检查右侧叶时，检查者右手拇指轻推环状软骨及气管向对侧，左手示指、中指在右胸锁乳突肌后缘向前推挤甲状腺右侧叶，左手拇指在气管旁滑动

触摸来确定甲状腺右侧叶状态,同时配合吞咽动
作检查。

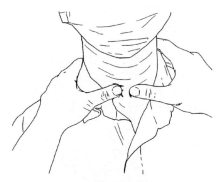

**图1-3-2 前位法**

3.听诊　当触到甲状腺肿大时,用听诊器直
接放在肿大的甲状腺上听诊。

弥漫性甲状腺肿伴功能亢进者,可听到收缩
期或连续性吹风样或"嗡嗡"血管杂音,听诊时不
可压迫过重,以免传导颈总动脉的杂音,若听件
压迫后杂音消失,说明此杂音可能不是来自甲状
腺,而是颈静脉杂音。

（二）临床意义

甲状腺体格检查对甲状腺常见病,如甲状腺
功能亢进、单纯性甲状腺肿、甲状腺腺瘤、甲状腺
癌、甲状腺炎、甲状旁腺腺瘤等有辅助诊断意义。

## 二、气管位置检查

（一）检查方法

1.患者取坐位或仰卧位,使颈部处于自然伸

直状态。

2．检查者将示指与环指分别置于两侧胸锁关节上，将中指置于气管上，观察中指是否在示指与环指的中间（图 1-3-3）。

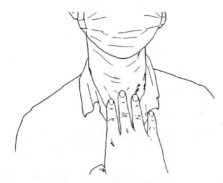

**图 1-3-3　气管位置检查**

### （二）临床意义

气胸、肺占位性病变时气管偏向健侧，肺萎缩或纤维化时气管偏向患侧，气管移位是诊断以上疾病的重要依据，可通过胸部 X 线片、CT 等检查手段进一步明确诊断。

## 三、颈部淋巴结检查

### （一）检查内容

1．视诊　观察局部征象（如皮肤是否隆起、颜色有无变化，有无皮疹、瘢痕、瘘管等），还要注意全身状态。

2．触诊　注意其大小、硬度、压痛、粘连、窦道等。

（1）告知患者检查颈部淋巴结的目的，以取得配合。

（2）检查者站在患者前面或后面，搓热双手。

（3）嘱患者头稍低，并偏向检查侧。

（4）检查者示指、中指、环指并拢，指腹平放于被检查部位的皮肤上进行滑动触诊。检查顺序：耳前—耳后—乳突区—枕骨下区—颌下—颏下—颈前三角—颈后三角—锁骨上窝。

## （二）临床意义

颈部淋巴结肿大常见于炎症反应、结核、肿瘤（鼻咽癌、肺癌、胃癌、乳腺癌等淋巴结转移或淋巴瘤）。

（王小飞　朱道珺　谭永琼）

## 第四节　环甲膜穿刺

【适应证】

为各种原因所致上呼吸道完全或不完全阻塞的患者暂时开放气道、保证呼吸道通畅，主要包括以下方面。

1. 各种原因引起的急性上呼吸道完全或不完全阻塞。

2. 气管插管有禁忌或者经口、鼻插管失败。

3. 喉源性呼吸困难（例如喉头水肿）及颈部和颌面部外伤所致呼吸道阻塞需立即通气急救者。

【禁忌证】

通常认为无绝对禁忌证，相对禁忌证包括各

种原因所致的凝血功能异常。

**【操作步骤】**

1．携用物至患者床旁，核对床号、姓名。

2．向患者或家属解释操作目的，讲解操作方法及配合方式，签署知情同意书，取得患者及家属配合。

3．确认患者咽喉部有异物阻塞，患者去枕仰卧，肩背部垫起 20～30cm，头后仰，不能耐受者可取半卧位。

4．确认穿刺部位　甲状软骨下缘和环甲软骨弓上缘之间与颈部正中线交界的凹陷处。

5．常规消毒穿刺部位，戴无菌手套。

6．左手以示指、中指固定环甲膜两侧，右手持环甲膜穿刺针或粗针头从环甲膜垂直刺入。

7．观察穿刺部位皮肤有无出血，如出血较多应注意止血，以免血液反流入气管内。

8．接注射器，回抽有空气，确定无疑后，垂直固定穿刺针，连接氧气装置（当上呼吸道完全阻塞难以呼吸时，须再插一根粗针头或气管导针为呼吸建立通路）。

9．吸出气道内的分泌物，观察患者胸廓是否起伏，呼吸是否改善。

10．协助患者取适宜体位，整理床单元，安慰患者。

**【注意事项】**

1．环甲膜穿刺是暂时的气管开放技术，穿刺针留置时间不宜过长，应尽早消除病因，复苏成功后应立即改为气管切开术或气管插管。

2．穿刺时勿用力过猛，出现落空感即表示针尖已进入喉腔，进针不要过深，避免损伤气管后壁黏膜以及食道。

3．穿刺过程中，出现心搏骤停应立即行心肺复苏。

4．如遇血凝块或分泌物堵塞针头，可用注射器注入空气，或用少许生理盐水冲洗。

5．若穿刺部位皮肤出血较多，应注意止血，以免血液反流入气管内。

6．下呼吸道阻塞患者不适合用环甲膜穿刺。

(邹秀和)

## 第五节 气 管 插 管

【适应证】

1．各种全身麻醉手术。

2．呼吸功能不全，需行有创呼吸机辅助通气。

3．心搏、呼吸停止，需高级生命支持。

4．保护气道：气管导管套囊充气后可将套囊上下的气道完全分隔，可防止口腔内及食管反流的液体、固体物进入气道。

5．防止误吸　饱胃或肠梗阻患者全身麻醉时，必须行气管插管。

6．需频繁进行气管内吸引的患者。

7．呼吸道狭窄梗阻的患者，如下颌后缩、巨舌症、声门上或声门下肿瘤及肿块压迫气道者。

【禁忌证】

禁忌证主要有喉头水肿、急性喉炎、喉头黏膜下血肿，但当气管插管作为抢救患者生命所必须采取的抢救措施时，均无绝对禁忌证存在。

【操作步骤】

1. 插管用具与准备

（1）气管导管的选择：成年男性常用导管内径（internal diameter，ID）7.5～8.5mm，插入深度为23cm；成年女性多用 ID 为 7.0～8.0mm，插入深度为21cm；小儿导管可参考公式 ID（mm）= 年龄（岁）/4+4，导管深度（cm）= 年龄（岁）/2+12。

（2）套囊：是气管导管的防漏装置，既可防止呕吐物、血液或口咽分泌物流入气道，也可防止通气时漏气。充气方法为缓慢充气，直到正压通气时听不到漏气声为止。压力过大会引起气管表面局部缺血和黏膜损伤，因此应将套囊压力限制在 20mmHg（1mmHg=0.133kPa）以下。长时间插管，应每2～3小时放松套囊一次。使用前需用注射器给套囊充气来测试套囊充气系统（图1-5-1）。

（3）普通麻醉喉镜：由喉镜手柄及不同类型的喉镜片组成，将喉镜片锁在喉镜手柄上，并测试灯泡是否发亮（图1-5-2）。

（4）气管导管管芯：通常由金属或硬塑料制成直径 2mm 的细长条，置入气管导管，切勿超出导管斜口，然后与导管共同在前中 1/3 处弯成 J 形（图1-5-1）。

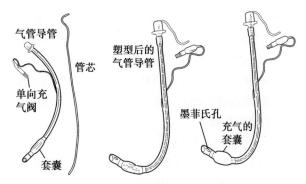

图 1-5-1 测试套囊充气系统

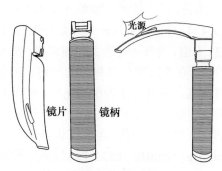

图 1-5-2 普通麻醉喉镜

（5）牙垫：气管插管后应用牙垫垫于磨牙间，防止麻醉较浅时患者咬瘪气管导管（图 1-5-3A）。

（6）吸引器（图 1-5-3B）、麻醉机或简易呼吸球囊（图 1-5-3C）必须在备用状态。

2. 摆放体位

（1）患者平卧，头部置于"嗅花位"，使口、咽、喉三轴重叠，即自切牙至声门径路近乎直线（图 1-5-4）。

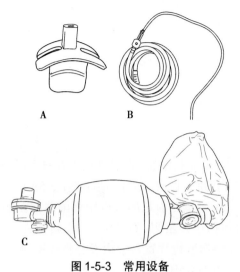

**图 1-5-3　常用设备**

A. 牙垫；B. 吸引器；C. 简易呼吸球囊。

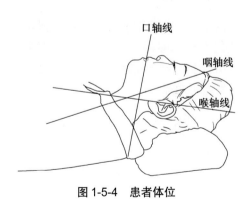

**图 1-5-4　患者体位**

（2）调节手术台高度，使患者颜面部与操作者剑突齐平，以便操作。

（3）用软枕将患者头位垫高 10cm，肩背紧靠手术台。

（4）操作者用右手推患者前额，使头部在寰枕关节处后伸，同时张口少许。如未张口，应用右手推下颌并用示指拨开下唇，防止喉镜置入时下唇卷入损伤。

3. 喉镜置入

（1）左手持喉镜，右手开放患者口腔，喉镜片从右嘴角进入口内，避开门齿（图 1-5-5A）。

（2）喉镜在前进的过程中逐渐移向左侧，并将舌体挡在其左侧，看到会厌后，转换为左手持喉镜，将弯喉镜片置入会厌谷并将喉镜向前上方提起（图 1-5-5B），暴露声门（图 1-5-5C），避免将口唇卷入牙齿与镜片之间或以上切牙为杠杆支点在牙齿上翘起镜片。

头位不当，喉镜片进入过深或过浅，或者上提喉镜的力量不够，都可能导致声门暴露困难。使用中指轻柔地向下或侧方压迫甲状软骨可能会使咽部暴露更明显。

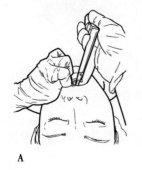 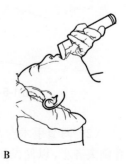

A                    B

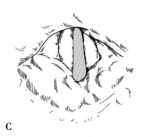

C

图 1-5-5　喉镜置入

4. 气管导管置入

（1）暴露声门后，右手以握笔状持气管导管从口腔的右侧进入（图 1-5-6A），将其前端对准声门后（图 1-5-6B），轻柔地插入气管内，直至套囊完全进入声门并位于气管上段（图 1-5-6C），若置入气管导管时借助管芯，则一旦进入声门，立即拔去管芯，再使导管进入。

（2）撤出喉镜，注意避免损伤牙齿（图 1-5-6D）。

（3）使用最小量的气体给套囊充气，在正压通气时能形成封闭即可。

5. 确认导管位置　插管后，要立即确认导管进入气管内再固定。确认方法有以下方面。

（1）直视下导管进入声门。

（2）按压胸部时，导管口有气流。

（3）人工通气时可见双侧胸廓对称起伏，听诊双肺可听到清晰的呼吸音。

（4）如能监测呼气末二氧化碳分压（partial pressure of end-tidal carbon dioxide，$PetCO_2$）则更易判断，$PetCO_2$ 有显示可确认无误（图 1-5-7）。

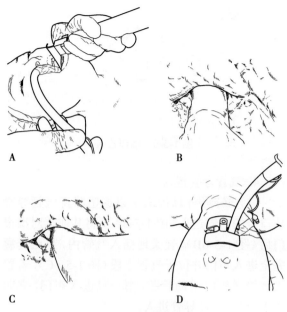

图 1-5-6　气管导管置入

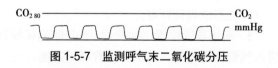

图 1-5-7　监测呼气末二氧化碳分压

（5）如患者有自主呼吸，接麻醉机后可见呼吸囊随呼吸而膨胀和缩小。

（6）纤维支气管镜及胸部影像学也可检查确认。

【注意事项】

1. 确认气管导管位置。插管时在直视下将导管前端置入气管内，通气时仔细听诊双肺呼吸音并确定胃内无气过水声，以及二氧化碳监测仪能持续检测到 $CO_2$（最可靠办法）。

2．判断插管深度。成年男性患者，如果导管尖端位于气管隆嵴上 4cm 的位置，则从导管尖端到门齿的距离是 23cm，女性则为 21cm。导管进入过深，会进入一侧主支气管（通常是右侧，因为右侧支气管分支成角较小）；导管进入过浅，套囊位于咽部，容易造成导管脱落及喉头受损。

3．插管失败后不应该重复使用同样的方法再次试插，需要改行成功率更高的方法，比如重新摆好患者体位，由更熟练的人操作，使用可视喉镜等。

（玉 红 朱道珺 谭永琼）

## 第六节 常规气管切开术

【适应证】

1．喉梗阻 任何原因导致的Ⅲ度及Ⅳ度喉梗阻，当病因不能及时解除时，应尽早行气管切开术。

2．下呼吸道分泌物阻塞 各种原因（昏迷、肺部感染，以及严重脑、胸、腹部大手术、呼吸道烧伤等疾病）所致的下呼吸道分泌物潴留，为清除潴留物，保持下呼吸道通畅，应考虑气管切开术。

3．某些头颈部手术的前置手术 为术中或

术后提供气道，防止呼吸道阻塞和血液、分泌物等流入下呼吸道致窒息。

4．其他　如需全身麻醉又不能经口或经鼻行气管插管者（口咽部肿瘤、颌面多间隙感染压迫气道或致咽腔肿胀不能插管等）。

5．需要长时间有创呼吸机辅助通气者。

【禁忌证】

通常认为气管切开术无绝对禁忌证，其相对禁忌证包括各种原因所致的凝血功能异常。

【操作步骤】

1．术前准备

（1）手术所需物品：包括圆刀片、尖刀片、剪刀、气管切开拉钩、血管钳、镊子、吸引器、吸痰管、10ml 及 20ml 注射器、纱布、2% 利多卡因等。

（2）气管切开套管：成年男性一般选用 10.0mm 管径金属气管切开套管，8.0mm 或 7.5mm 管径塑料气管切开套管；成年女性一般选用 9.0mm 管径金属气管切开套管，7.0mm 或 7.5mm 管径塑料气管切开套管。若选用塑料气管切开套管，在术前可准备两个管径大小不一的气管切开套管（如 8.0mm 和 7.5mm），因为在放置气管切开套管的过程中，存在气囊被气管软骨刺破及置管困难的可能。

若使用塑料气管切开套管，术前需用注射器确认气管切开套管的气囊是否漏气。

2．体位　患者取仰卧位，垫肩，头后仰保持正中位，使气管上提与皮肤接近，以便于手术时暴露气管。但后仰不宜过度，以免加重呼吸困难，特别是存在颈椎骨折或有颈椎手术史的患者，必要时可请骨科医师协助调整体位。

若患者头部后仰呼吸困难加重，可将头部适当抬高，或先采取半卧位或坐位进行手术，以利于呼吸，当暴露气管前壁时，再将患者放平至仰卧位。

3. 消毒　按外科方法消毒颈部皮肤，病情十分危急时，需立即行紧急气管切开。

4. 麻醉　一般采用局部浸润麻醉，麻醉过程中先在切口处皮下注射麻醉药物，继而向深部注射至气管前方和两侧。注意注射前先回抽，以免麻醉药进入血管。

5. 切口

（1）横切口：在环状软骨下方 2～3cm 处沿皮纹做切口，切开皮肤、皮下组织及颈阔肌，暴露颈白线。此为常规切口。

（2）纵切口：适用于病情危重、颈部粗短、肿胀及严重烧伤的患者，自环状软骨下缘至胸骨上窝一横指处，沿颈前正中线切开皮肤和皮下组织，用钝拉钩向两侧牵拉，暴露颈前正中白线。纵切口愈合后颈前遗留瘢痕较横切口明显。

6. 分离颈前带状肌　用止血钳沿白线钝性分离胸骨舌骨肌及胸骨甲状肌或其筋膜，用相同的力量将胸骨舌骨肌、胸骨甲状肌牵向两侧，使手术视野始终保持在中线，并经常以手指探查环状软骨及气管是否保持在正中位置。

7．处理甲状腺 将带状肌牵向两侧后可见甲状腺峡部，甲状腺峡部常覆盖于第2～4气管环的气管前壁。

（1）若甲状腺峡部不妨碍暴露气管，则无需处理。

（2）若甲状腺峡部部分遮挡气管致气管无法完全暴露，可将峡部下缘和气管前筋膜之间稍行钝性分离，用小拉钩将峡部上拉以暴露气管。

（3）若峡部过宽，可将其切断，缝扎止血后可暴露气管。

8．暴露和确认气管 看到灰白色的气管环，用手触摸确认气管环，并用装有液体的注射器穿刺回抽，若抽出气体，即可确认为气管。

小儿的气管环较软，注意与颈总动脉相鉴别。对于颈短及胸廓上抬的患者，必要时也可先找到环状软骨，然后向下解剖，寻找并确认气管。

9．切开气管 确认气管后，一般用尖刀自下向上纵向挑开第2～4气管环前壁。或倒U形切开气管前壁，形成一个舌形气管前壁瓣。

需注意第1气管环必须保持完整，切口过高易损伤环状软骨导致喉狭窄；切口也不宜低过第5气管环，过低有损伤头臂干致大出血和损伤胸膜顶出现气胸的风险；刀尖勿插入过深，尽量在患者无咳嗽时进行，以免刺伤气管后壁和食管前壁造成气管食管瘘。

10．插入气管切开套管 以止血钳或气管扩张器撑开气管切口，选取大小适合的气管切开套管插入气管内,注意气管切开套管应直视下插入,且动作不宜粗暴。若气管切开套管位于气管内,即可观察到套管内有气流冲出或分泌物咳出,可用吸痰管吸引出气管内分泌物来确认是否在气管内,以避免气管切开套管误入组织间隙内。

11. 切口处理 吸引器吸除呼吸道分泌物,并检查切口有无活动性出血及渗血。在彻底止血后,将气管切开套管两侧系带打死结牢牢固定于颈侧,系带松紧度以可容纳一手指为宜。太紧会使颈部受压,太松则套管易滑出导致患者窒息或磨损血管致大出血。若切口较长,可缝合1~2针,但不宜缝合过于紧密,以防发生皮下气肿。若分离气管时创腔较大或术后渗血较多,可用凡士林纱条或碘仿纱条填塞于切口周围,48~72小时后将纱条取出,但需用抗生素预防感染。

**【注意事项】**

1. 保持气管切开套管通畅 按时吸痰,防止气管内结痂,吸痰时吸痰管要超过套管深度。若为金属气管切开套管,术后每隔12~24小时可将内套管取出清洗、消毒;需加强雾化吸入,湿化空气,或定时通过气管切开套管滴入少许生理盐水,以稀释痰液,避免痰痂堵塞套管。

2. 更换气管切开套管 尽量在术后3天及以上,再考虑将塑料气管切开套管更换为金属套管。当套管堵塞导致通气不畅时,虽未达3天,亦需及时更换。更换时床旁准备好光源、负压吸引器、吸痰管、拉钩、血管钳等器械。

带气囊的塑料气管切开套管需按时放气，以免气囊长期压迫气管壁致气管壁软化、狭窄。

若患者需要行颈部 CT 或 MRI 等影像学检查、颈部放射治疗、有创呼吸机辅助通气或颈部手术后切口周围有活动性出血时，需更换金属套管为带气囊的塑料气管切开套管。

3. 防止套管脱出　套管过短或固定套管的带子过松，均可导致套管脱出。应经常检查套管是否在气管内。如发现套管脱出，应立即重新插入，以免发生窒息。

4. 拔管　若喉梗阻及下呼吸道分泌物堵塞症状已经消除，可考虑拔管。拔管前，应先将带气囊、无内芯的塑料气管切开套管更换为金属气管切开套管，并连续堵管观察 48～72 小时，如患者在活动、睡眠时呼吸平稳，无呼吸困难，电子纤维喉镜检查提示声门裂宽大，气管内无明显肉芽增生或有少许肉芽但未堵塞气管，咳嗽反射可，堵管后能自行经口排痰，方可拔管。

拔管后伤口可不缝合，用蝶形胶布将气管瘘口对合拉紧粘贴；若瘘口经久不愈，可在局部麻醉下予以缝合。拔管后 1～2 天内应严密观察患者呼吸状况，如有呼吸困难需及时处理。

**【常见并发症及处置】**

1. 伤口出血　多于术中或术后 24 小时内发生，原因多为术中止血不完善、术后患者剧烈咳嗽或血压控制不佳所致。轻者可用凡士林纱条或碘仿纱条填塞压迫伤口止血。若经填塞压迫后仍有大量活动性出血,应积极探查止血。

2．皮下气肿 最常见,其原因主要包括:①过多分离气管前软组织;②气管切口过长及皮肤切口缝合太紧;③切开气管或插入套管时发生剧烈咳嗽,易促使气肿形成。

吸气时气体经切口进入颈部软组织中,沿肌肉、筋膜、神经、血管壁间隙扩散而达皮下。轻者仅限于颈部切口附近,重者可蔓延至颌面部、胸部、背部、腹部等。皮下气肿一般在 24 小时内停止发展,可在 1 周左右自行吸收。严重者应立即拆除切口缝线,以利气体逸出。

3．纵隔气肿 手术时分离气管前筋膜较多,空气沿气管前筋膜直接进入纵隔所致。轻者症状不明显,X 线或胸部 CT 检查时才能发现。重者呼吸短促,听诊心音低而远,叩诊心浊音界不明。对于严重纵隔气肿者应在胸骨上方,沿气管前下区向下分离,将纵隔气体放出。

4．气胸 暴露气管时过于向下分离,损伤胸膜顶所致;也可因喉梗阻严重时,胸内负压过高,剧烈咳嗽使肺泡破裂导致。轻度气胸一般可自行吸收。气胸明显引起呼吸困难者,则应行胸腔穿刺或闭式引流排出积气。

5．气管食管瘘 术中原因多由于术者操作不慎或患者剧烈咳嗽时,尖刀刺入过深,穿过气管后壁损伤食管前壁所致,可在术中及时给予修补。术后出现多与气囊充气时间过长,致气管后壁坏死损伤食管前壁黏膜所致。轻者鼻饲观察可能治愈，重者需手术修补。

6. 拔管困难 原因主要包括：①高位气管切开，导致环状软骨损伤，造成喉狭窄；②气管切开套管气囊压迫损伤气管壁造成气管环形狭窄；③气管切开处愈合后气管表面肉芽肿形成导致管腔狭窄；④导致呼吸困难的原发疾病未治愈；⑤气管切开套管型号偏大，堵管试验时呼吸不畅等。

（吕　丹）

## 第七节　下肢血管疾病体检法

### 【适应证】

下肢血管疾病包括动脉疾病及静脉疾病。动脉疾病主要是急性或慢性动脉缺血性疾病，以及动脉瘤；而静脉疾病则分为急性起病的静脉血栓形成和因为久站或瓣膜功能不全导致的慢性静脉功能不全。体检法适应证包括：

1. 急性动脉缺血动脉栓塞，急性动脉血栓形成，血栓闭塞性脉管炎。

2. 慢性动脉缺血下肢动脉硬化闭塞症（图1-7-1）。

3. 真性/假性动脉瘤。

4. 急性静脉疾病静脉血栓形成。

5. 慢性静脉疾病静脉曲张，静脉血栓形成后遗症，静脉功能不全或静脉淤血（图1-7-2）。

6. 动静脉瘘/血管畸形。

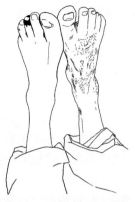

图 1-7-1 慢性下肢缺血

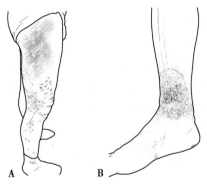

图 1-7-2 慢性静脉疾病

A. 静脉曲张;B. 静脉溃疡。

## 一、下肢动脉缺血性疾病

1. 视诊 观察肢体的变化,是否有肌肉萎缩、肢体远端毛发稀疏及趾甲变薄等改变,进一步可能会有皮肤破损、皮下组织变薄。

严重缺血时肢体皮肤潮红，抬高肢体后转为苍白；慢性缺血的肢体会出现肿胀，皮肤张力变高。长期缺血会出现溃疡及组织坏死，多位于足趾、足踝等部位，更近端的溃疡多为创伤引起。肢体缺血还会出现网状或项链状青斑及肢端发绀。

最后还应观察肢体的主动与被动运动情况。

2. 触诊　触诊四肢各动脉（尺动脉、桡动脉、肱动脉、股动脉、腘动脉、胫后动脉及足背动脉）（图1-7-3）的搏动，与对侧相同动脉比较，观察动脉搏动、皮肤温度、肢体感觉、腓肠肌压痛等。

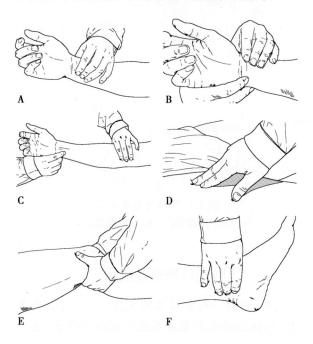

A

B

C

D

E

F

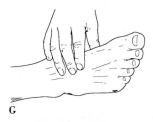

G

**图 1-7-3 触诊**

A. 尺动脉触诊；B. 桡动脉触诊；C. 肱动脉触诊；D. 股动脉触诊；E. 腘动脉触诊；F. 胫后动脉触诊；G. 足背动脉触诊。

## 二、下肢动脉瘤疾病

1. 视诊 皮肤表面是否有隆起、包块。

2. 触诊 是否有动脉搏动增强，是否有搏动性包块等。

3. 听诊 是否有杂音。

## 三、下肢急性静脉疾病

1. 视诊 是否有肢体肿胀、沿静脉走行出现的组织泛红，深静脉血栓可能出现水疱、皮肤苍白，严重者会有皮肤青紫。

2. 触诊 浅静脉血栓会出现沿静脉走行的压痛，皮温升高或降低，深静脉血栓可能有小腿、腘窝、腹股沟压痛。

## 四、下肢慢性静脉疾病

1. 视诊 是否有肢体肿胀、足靴区色素沉着、不规则的静脉性溃疡、浅静脉的迂曲扩张、营养性改变引起的皮下组织增厚、皮肤表面皮屑增多等。

2．触诊 是否有皮温变化、压痛等。

3．单纯性下肢静脉曲张

（1）大隐静脉瓣膜功能试验（特伦德伦堡试验，Trendelenburg test）（图 1-7-4）：排空下肢静脉血（图 1-7-4A），于大腿根部扎止血带，压迫大隐静脉（图 1-7-4B），让患者站立（图 1-7-4C），10 秒内放开止血带（图 1-7-4D）。如出现自上而下的

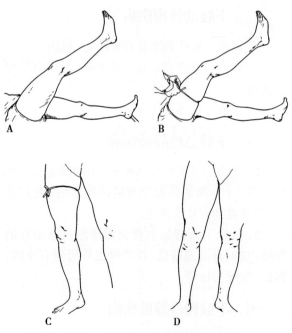

**图 1-7-4 大隐静脉瓣膜功能试验**

静脉曲张，则表示静脉瓣膜功能不全；如未放开止血带前就见止血带下方静脉30秒内充盈，表示交通静脉瓣膜关闭不全。

（2）深静脉通畅试验（佩尔特斯试验，Perthes test）（图1-7-5）：于大腿中上部扎止血带，让患者用力踢腿或做下蹲运动10余次，如静脉曲张更明显，张力增高，表示深静脉不通畅。

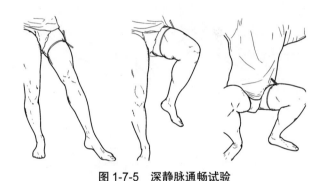

图1-7-5 深静脉通畅试验

（3）交通瓣膜功能试验（Pratt试验）（图1-7-6）：患者仰卧抬高患肢，在大腿根部扎止血带，从足趾向腘窝缠第一根弹力绷带，从止血带向下缠第二根弹力绷带，让患者站立，一边向下解开第一根绷带，一边向下缠第二根绷带，如两根绷带之间出现曲张静脉，表示该处交通静脉功能不全。

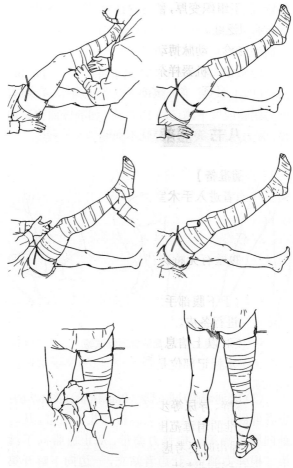

图 1-7-6　交通瓣膜功能试验

## 五、下肢动静脉瘘/血管畸形疾病

1. 视诊　肢体肿胀，浅静脉迂曲扩张，皮肤变黑，皮下组织变厚，静脉性溃疡等营养性改变，局部组织泛红。

2．触诊　动脉搏动与震颤，局部皮温升高。

3．听诊　机器样杂音。

（杨　轶　胡桓睿　朱道珺　谭永琼）

## 第八节　腹部手术开腹与关腹

【术前准备】

1．患者进入手术室前，术者应进行手术部位标记。

2．仔细核对患者基本信息、拟手术方式、手术体位、腹壁有无特殊情况（如既往有无腹部手术史）。

3．对于下腹部手术及腹股沟区手术的患者必要时应进行备皮。

4．核对以上信息后充分考虑患者情况再核对患者手术标记部位是否准确，以确保手术在正确的部位进行。

5．麻醉、导尿等步骤完成后，术者或第一助手按照标准的消毒范围进行消毒、铺巾以隔离有菌区域，铺巾时要考虑到充分暴露手术切口区域并保证手术区域清洁。

6．术者、护士和麻醉医师三方再次核对患者及其手术方式等信息。

【切口类型】

常见的腹部切口有腹部正中切口、旁正中切

口、经腹直肌切口、右下腹麦氏切口（McBurney's切口、阑尾切口）、肋缘下切口、腹横切口、胸腹联合切口及腹腔镜切口。

**【操作步骤】**

**开腹**

**（一）腹部正中切口**

1. 确定切口位置。腹部正中切口上以剑突下缘、下以耻骨联合为标志。

2. 术者用右手拇指与其余手指持刀，刀柄远侧靠在掌尺侧，左手拿纱布轻压皮肤并向侧方加压；助手在对侧同样加压绷紧皮肤；术者沿着腹壁向下切开皮肤、真皮层及皮下脂肪层，注意避免切口线偏向一侧。

3. 使用电刀将切口向深面分离腹壁下脂肪层显露腹白线，遇到较大的血管及时电凝止血，对于肥胖患者在分离腹壁下脂肪层时可用皮肤拉钩向两侧牵拉皮下脂肪以便更好地显露腹白线。

4. 在正中线上切开白线，分离腹膜外脂肪层显露腹膜，术者和助手使用有齿镊向上交替提起、放开腹膜，以确保没有夹住内脏，在提起腹膜所形成的"帐篷"的一侧做一个小切口，使腹膜与内脏分开。

5. 使用 Kocher 钳夹住白线筋膜和邻近腹膜边缘，注意保护切口，持续提起要被切开的腹膜，左手使用两个手指垫于腹膜下方以保护内脏，使用电刀逐渐扩大切口，但腹膜切口不应长于皮肤切口。

注意：在切口最下端有膀胱上缘，如果看到和触到增厚的腹膜则表明邻近膀胱，应停止延长切口。

### （二）经腹直肌切口

1. 确定切口位置。经腹直肌切口是位于腹壁正中偏左或偏右的腹直肌表面的切口。

2. 术者应用右手拇指与其余手指持刀，刀柄远侧靠在掌尺侧，左手拿纱布轻压皮肤；助手在对侧同样加压绷紧皮肤；术者沿着腹壁向下切开皮肤及真皮层暴露腹直肌前鞘。

3. 打开腹直肌前鞘，使用有齿镊或 Kocher 钳提起切开的腹直肌前鞘，逐渐扩大切口显露腹直肌，纵向分离腹直肌，遇出血时及时电凝止血，术者和助手可借助皮肤拉钩向两侧分别牵拉腹直肌以显露腹直肌后鞘。

4. 腹壁切口延长过程中应注意保护相应侧的腹壁下血管。

5. 术者和助手使用有齿镊交替提起、放开腹直肌后鞘，以确保没有夹住内脏，使用有齿镊向上提起后鞘，在提起腹膜所形成的"帐篷"的一侧做一个小切口，使腹膜与内脏分开。

6. 使用 Kocher 钳夹住后鞘和邻近腹膜边缘，持续提起要被切开的组织，左手使用两个手指垫于腹膜下方以保护内脏，使用电刀逐渐扩大切口，注意在切口最下端仍可能有膀胱上缘，应注意保护膀胱。

### （三）麦氏切口

1. 确定切口位置。在右侧髂前上棘到脐的虚拟连线上的中、外 1/3 处做一条与该虚拟线相垂直的切口线即麦氏切口。

2. 术者应用右手拇指与其余手指持刀，刀柄远侧靠在掌尺侧，左手拇指和示指分别向切口两侧加压绷紧皮肤，沿着腹壁向下切开皮肤及真皮层暴露腹外斜肌腱膜。

3. 在与腹外斜肌纤维走行一致的方向切开腹外斜肌腱膜，先用手术刀切开部分腱膜，再用电刀或组织剪将切口延长，提起腹外斜肌腱膜将其与腱膜下肌肉分离，再用拉钩将腹外斜肌向两侧拉开，显露腹内斜肌。

4. 在髂前上棘水平偏下部切开腹内斜肌腱膜，放入 Kelly 钳向两侧张开以分离腹内斜肌和腹直肌，再用两把 Kelly 钳或手指进行分离扩大切口。

5. 打开腹内斜肌后及时电凝止血，观察腹膜外脂肪层，切开腹直肌旁的腹膜外脂肪，显露腹膜层，使用两把止血钳提起腹膜，电刀打开腹膜层伸入两指垫在切口下方，扩大腹膜切口。

### 关腹

### （一）腹部正中切口

1. 关腹前，应仔细检查腹腔内有无出血或异物，清点纱布和器械，以避免遗留在腹腔内。

2. 腹膜和白线关闭　术者左手和助手右手分别用 Kocher 钳夹住两侧腹膜及白线，助手左手

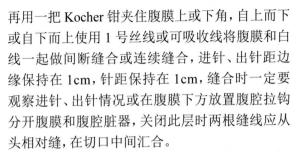

再用一把 Kocher 钳夹住腹膜上或下角，自上而下或自下而上使用 1 号丝线或可吸收线将腹膜和白线一起做间断缝合或连续缝合，进针、出针距边缘保持在 1cm，针距保持在 1cm，缝合时一定要观察进针、出针情况或在腹膜下方放置腹腔拉钩分开腹膜和腹腔脏器，关闭此层时两根缝线应从头相对缝，在切口中间汇合。

3．皮下脂肪层关闭　使用生理盐水冲洗切口，急诊污染切口可加用过氧化氢以加强切口消毒，再次清点手术器械，使用 1 号线间断缝合皮下脂肪层。

4．皮肤关闭　根据切口清洁类型及患者需要选择适当关闭皮肤的方法，常用的有间断缝合（进出针位置距切缘 1cm，针距保持在 1～2cm）、褥式缝合、皮内缝合等，对于腹腔内压力较大的患者应加用减张缝合。

**（二）经腹直肌切口**

1．关腹前，应仔细检查腹腔内有无出血或异物，清点纱布和器械，以避免遗留在腹腔内。

2．腹膜关闭　术者左手和助手右手分别用 Kocher 钳夹住两侧腹膜，助手左手再用一把 Kocher 钳夹住后鞘下角或上角，自上而下或自下而上使用 1 号线间断缝合或连续缝合，进针、出针距边缘保持在 1cm，针距保持在 1cm，在后鞘下方放一拉钩分开后鞘和腹腔脏器，缝合时一定要观察进针、出针情况。

3．腹直肌前鞘关闭　使用 Kocher 钳或有齿镊在两侧提起腹直肌前鞘,使用 2-0 或 3-0 线间断或连续缝合腹直肌前鞘。

4. 皮肤关闭 根据切口清洁类型及患者需要选择适当关闭皮肤的方法,常用的有间断缝合(进出针位置距切缘 1cm,针距保持在 1～2cm)、褥式缝合、皮内缝合等。

### (三) 麦氏切口

1. 关腹前,应仔细检查腹腔内有无出血或异物,清点纱布和器械,以避免遗留在腹腔内。

2. 腹膜关闭 用 4 把血管钳夹住腹膜边缘,使用 3-0 无损伤针和 PG 缝合线连续缝合关闭腹膜。

3. 腹内斜肌和腹横肌关闭 使用 2-0 或 3-0 线将两侧腹内斜肌和腹横肌作为一层做间断缝合,针距可适当放大,注意打结不要太紧。

4. 腹外斜肌腱膜关闭 使用 2-0 PG 缝合线间断缝合关闭腹外斜肌腱膜。

5. 皮肤关闭 根据切口清洁类型及患者需要选择适当关闭皮肤的方法,常用的有间断缝合(进出针位置距切缘 1cm,针距保持在 1～2cm)、褥式缝合、皮内缝合等。

(夏 霖 刘 凯)

# 第二章

# 骨科专业操作技能

## 第一节　小儿双腿悬吊皮肤牵引

小儿骨骼成骨能力强，骨折愈合快，具有较强的塑形能力，且小儿手术承受能力差，故小儿股骨干骨折首选非手术治疗。双腿悬吊皮肤牵引又称布莱恩（Bryant）牵引（图 2-1-1），是 4 岁以下小儿股骨骨折的常用方法。

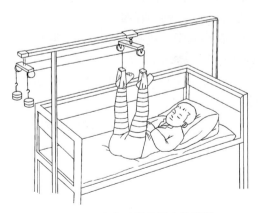

图 2-1-1　小儿双腿悬吊皮肤牵引

**【适应证】**

小儿(6 个月以上到 4 岁儿童)非开放性股骨骨折的牵引治疗。

**【禁忌证】**

1. 对胶布过敏者。

2. 肢体有血液循环障碍者。

3. 贴胶布局部皮肤有破损或有炎症时。

**【操作步骤】**

1. 用黏膏条两根贴于患儿双下肢内外侧,长度达大腿根部,或牵引自骨折水平面或以上 1cm 处开始。

2. 患侧及健侧两侧同时牵引,两腿同时垂直向上悬吊。

3. 牵引重量以患儿臀部稍离床面(一般为 5~10cm)为宜。

**【注意事项】**

1. 胶布不能贴于踝部。

2. 包缠绷带不能压迫腓骨头和腓骨颈,以免引起腓总神经麻痹。

3. 牵引力的方向应和股骨干重轴成一条直线。

4. 牵引重量一般不得超过 5kg,否则容易损伤皮肤或产生水疱。

5. 健侧牵引重量应适度轻于患侧。

6. 注意双下肢血液循环情况,避免出现严重并发症(如缺血性肌挛缩和坏死)。

7. 应定期摄片,了解骨折位置情况,便于调整牵引重量。

8．一般牵引时间为3～4周，X线片显示骨折端有纤维连结不容易发生移位时，可去掉牵引。

（龙　成　朱道珺）

## 第二节　骨　牵　引

骨牵引是用克氏针或斯氏针穿过骨端骨松质，再通过螺旋或滑车装置予以牵引，从而使牵引的力量直接作用于骨骼上，用以对抗肢体肌肉痉挛或收缩的力量，最终达到骨折复位或固定的目的。

**【适应证】**

1．成年人长管状骨的不稳定性骨折（如斜行、螺旋形及粉碎性骨折）。

2．肌肉强大或容易发生移位的骨折（如股骨、胫骨、骨盆和颈椎骨折）。

3．骨折部位的皮肤损伤或部分软组织缺损时。

4．开放性骨折合并感染或战地损伤的骨折。

5．患者有严重的复合损伤或多发伤，需要密切观察而肢体不便采用其他方式进行固定时。

6．肢体合并血液循环障碍（如小儿肱骨髁上骨折）且不宜采取其他方式固定时。

**【注意事项】**

1．经常检查患者牵引针部位有无不适感觉，如皮肤紧绷过度,则需要在局部略做切开以减少张力;牵引针道如果有感染则需进行引流并定时进行针道局部消毒,同时保持皮肤干燥;感染严重时应拔除牵引针,并更换进针部位继续牵引。

2. 牵引期间必须每天测量肢体长度,观察肢体循环情况,注意调整牵引重量,牵引砝码应逐渐增加,同时也要注意防止过度牵引;肢体肿胀消退后应逐渐减轻牵引重量。

3. 牵引开始后的数日内,应床旁 C 臂透视下矫正骨折端对位、对线情况,必要时需调整体位、加用小夹板或复位垫进行调整。

4. 牵引时间一般不超过 8 周,如果需要继续牵引治疗,则需更换牵引针部位,或者改用皮肤牵引。

# 一、股骨髁上牵引

## 【适应证】

1. 同侧股骨干骨折、股骨粗隆间骨折、股骨颈骨折、骨盆骨折或髋臼骨折合并骶髂关节脱位、髋关节脱位等患者。

2. 用于陈旧性髋关节脱位或先天性髋关节脱位的术前准备。

3. 髋关节化脓性关节炎或髋关节结核的患者,为避免肌肉痉挛造成髋关节挛缩需将患侧髋关节维持在功能位。

## 【禁忌证】

1. 股骨干骨折或骨盆骨折合并血管神经损

伤的患者。

2．合并膝关节骨折，尤其是股骨远端骨折的患者。

3．儿童患者（会造成股骨远端骨骺损伤引起膝关节畸形）。

【进针点】

一般选择的进针点在大腿内侧收肌结节上方两横指或髌骨上缘2cm水平（图2-2-1）。

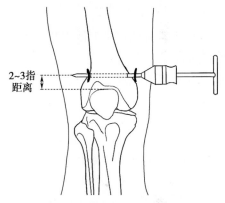

2~3指距离

图 2-2-1　股骨髁上牵引进针点

【操作步骤】

1．核对患者床号、姓名、牵引部位。

2．患者仰卧位，置患肢于牵引架上，屈膝40°。

3．常规消毒铺巾，用 10ml 2% 利多卡因或罗哌卡因局部麻醉进针点（图 2-2-2）和出针点部位。

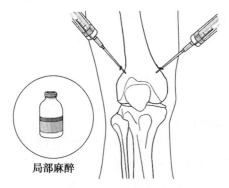

**局部麻醉**

图 2-2-2　麻醉进针点

4. 在进针点外侧用尖刀做皮肤小切口，选取合适的牵引针。

5. 从内侧向外侧置入牵引针，以免损伤收肌管内的股动脉。

6. 用手摇钻或电钻推进牵引针，此时牵引针应维持水平位与膝关节面平行；注意牵引针不可过于偏向前侧，以免进入髌上囊和膝关节腔。

7. 当穿过股骨干外侧骨皮质时，助手需用手将外侧皮肤绷紧，以免增加患者疼痛。

8. 当牵引针穿出外侧皮肤后，调整进针距离以保证两侧露出的牵引针长度相等。

9. 针道部位再次消毒后用无菌纱布覆盖；用玻璃小瓶或橡胶垫片套于针的两端。

10. 安装相应的牵引弓，系上牵引绳，挂上牵引砝码。

11. 调整好牵引方向，确认牵引力线正确后完成牵引操作（图 2-2-3）。

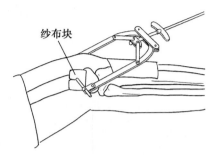

纱布块

图 2-2-3　股骨髁上牵引

【注意事项】

1. 在准备进行股骨髁上牵引前必须进行体格检查，确保未合并血管和神经损伤。

2. 牵引针的置入方向必须正确，应该从内侧进针，以避免损伤股动脉；同时应尽量平行于膝关节，而不是垂直于股骨干轴线。

3. 确保在无菌技术下置入股骨髁上牵引针，不能通过或邻近开放性伤口置入牵引针；操作过程中注意观察患者是否对麻醉药物过敏或者有任何不适感。

4. 必须注意的是，配套使用的牵引架（布朗架）（图 2-2-4）不能控制下肢旋转力线。牵引过程中必须每天检查下肢力线并进行相应调整，以免膝关节以远肢体发生外旋畸形。

5. 在置入牵引针时不可偏前或偏后，牵引针应通过股骨中分（冠状面），否则有可能损伤前方的髌上囊或后方的腘血管及神经。

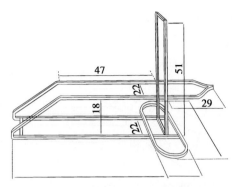

**图2-2-4 下肢骨牵引-布朗氏架**

6. 在牵引过程中要求患者加强股四头肌的收缩及膝关节、踝关节的功能活动，避免发生关节僵硬和深静脉血栓。

7. 牵引针应通过股骨干的中份，偏前置入则可能造成牵引针切割股骨皮质，导致牵引失败。

8. 由于在牵引时砝码会对牵引针产生张力，造成牵引针弯曲，甚至断裂，所以牵引弓必须与牵引针配套使用以避免牵引针弯曲。

9. 在进针时适当加大屈膝角度，同时在做皮肤纵向切口后将手术刀尖端旋转90°，对髂胫束做一横切口。这样可以避免在后续牵引过程中由于髂胫束的阻挡造成患者出现针道局部的"紧绷感"。

## 二、胫骨结节牵引

### 【适应证】

1. 同侧股骨干骨折。

2. 股骨远端骨折。

3. 髋关节结核或髋关节化脓性关节炎患者，为避免肌肉痉挛造成髋关节挛缩需将患侧髋关节维持在功能位。

**【禁忌证】**

1. 合并同侧膝关节脱位或膝关节交叉韧带损伤的患者。

2. 膝关节结核和膝关节化脓性关节炎的患者。

3. 儿童患者（会造成胫骨近端骨骺损伤引起膝关节"反曲畸形"）。

**【进针点】**

胫骨结节远端 2cm 平面再向后 2cm 或选取胫骨结节与腓骨头连线的中点（图 2-2-5）。

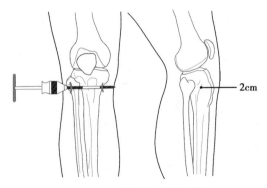

2cm

**图 2-2-5　胫骨结节牵引进针点**

**【进针方向】**

从外侧向内侧置入牵引针以免损伤腓总神经。

**【操作步骤】**

1. 核对患者床号、姓名、牵引部位,准备牵引用器械和物品(图2-2-6)。

2. 患者仰卧位,置患肢于牵引架上,屈膝40°。

3. 常规消毒铺巾,用 10ml 2% 利多卡因或罗哌卡因局部麻醉进针点和出针点部位。

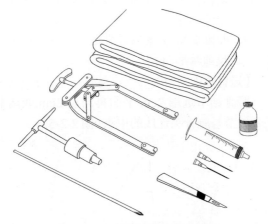

**图 2-2-6 骨牵引用器械和物品**

4. 在进针点外侧用尖刀做皮肤小切口,选取合适的牵引针。

5. 从外侧进针,以免损伤腓总神经。

6. 用手摇钻或电钻推进牵引针,此时牵引针应垂直于胫骨轴线并与地面平行。

7. 当穿过胫骨内侧骨皮质时,助手需用手将内侧皮肤绷紧,以免增加患者疼痛。

8. 当牵引针穿出内侧皮肤后,调整进针距离以保证两侧露出的牵引针长度相等。

9. 针道部位再次消毒后用无菌纱布覆盖；用玻璃小瓶或橡胶垫片套于针的两端。

10. 安装相应的牵引弓，系上牵引绳，挂上牵引砝码。

11. 调整好牵引方向，确认牵引力线正确后完成牵引操作。

**【注意事项】**

1. 在准备进行胫骨结节牵引前必须进行体格检查，确保未合同侧膝关节韧带损伤。

2. 牵引针的置入方向必须正确，应该从外侧进针，以免损伤腓总神经；同时应水平进针并垂直于胫骨轴线。

3. 确保在无菌条件下置入胫骨结节牵引针，不能通过或在开放性伤口周围置入牵引针；操作过程中注意观察患者是否对麻醉药物过敏或者有任何不适感。

4. 必须注意的是，配套使用的牵引架（布朗架）不能控制下肢旋转力线。牵引过程中必须每天检查下肢力线并进行相应的调整，以避免发生骨折远端外旋畸形。

5. 在牵引过程中必须注意避免发生牵引侧下肢马蹄畸形和跟腱挛缩，应指导患者每天进行同侧踝关节主动背伸和跖屈功能锻炼。

6. 在牵引过程中要求患者加强双下肢肌肉收缩锻炼，避免发生深静脉血栓。

7. 由于在牵引时砝码会对牵引针产生张力，

造成牵引针弯曲，甚至断裂，所以牵引弓必须与
牵引针配套使用以避免牵引针弯曲（图2-2-7）。

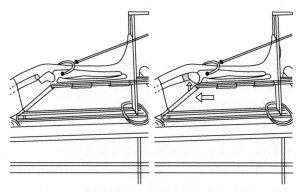

图2-2-7 胫骨结节牵引

# 三、跟骨结节牵引

## 【适应证】

1. 胫骨干骨折。

2. 胫骨远端骨折。

3. 膝关节结核或膝关节化脓性关节炎的患
者，为避免肌肉痉挛造成膝关节挛缩需将患侧膝
关节维持在功能位。

4. 踝关节骨折。

## 【禁忌证】

1. 跟骨骨折。

2. 距骨骨折。

3. 踝关节感染或化脓性关节炎。

4. 踝关节脱位。

**【进针点】**

内踝尖与足跟后下缘连线之中点，内踝尖以远 3cm，再向后 3cm（图 2-2-8）。

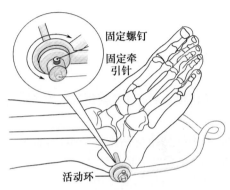

固定螺钉

固定牵引针

活动环

图 2-2-8　跟骨牵引进针点

**【进针方向】**

从内侧向外侧置入牵引针以免损伤跟骨内侧神经和足底外侧神经（图 2-2-9）。

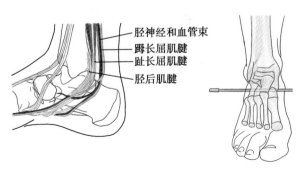

胫神经和血管束
姆长屈肌腱
趾长屈肌腱
胫后肌腱

图 2-2-9　跟骨牵引进针方向

**【操作步骤】**

1. 核对患者床号、姓名、牵引部位。

2. 患者仰卧位,置患肢于牵引架上,屈膝40°。

3. 常规消毒铺巾,用 10ml 2% 利多卡因或罗哌卡因局部麻醉进针点和出针点部位。

4. 在进针点内侧用尖刀做皮肤小切口,选取合适的牵引针。

5. 从内侧进针,以免损伤跟骨内侧神经和足底外侧神经。

6. 用手摇钻或电钻推进牵引针,此时牵引针维持水平位并垂直于胫骨轴线。

7. 当穿过跟骨外侧骨皮质时,助手需用手将外侧皮肤绷紧,以免增加患者疼痛。

8. 当牵引针穿出外侧皮肤后,调整进针距离以保证两侧露出的牵引针长度相等。

9. 针道部位再次消毒后用无菌纱布覆盖;用玻璃小瓶或橡胶垫片套于针的两端。

10. 安装相应的牵引弓,系上牵引绳,挂上牵引砝码。

11. 调整好牵引方向,确认牵引力线正确后完成牵引操作。

**【注意事项】**

1. 跟骨结节牵引是所有骨牵引部位中最容易出现针道感染的,必须随时保持针道清洁和干燥,并加强针道护理。

2. 牵引针的置入方向必须正确,应该从内侧进针;同时应垂直于胫骨轴线并与地面平行。

3.确保在无菌条件下置入跟骨结节牵引针,不能通过或在开放性伤口周围置入牵引针;操作过程中注意观察患者是否对麻醉药物过敏或者有任何不适感。

4.在牵引过程中要求患者加强踝关节主动背伸和跖屈功能锻炼,避免发生深静脉血栓。

5.由于在跟骨结节牵引需要的牵引重量有限,因此需特别注意避免针道切割造成针道松动。

6.注意避免足跟部出现压疮;加强皮肤护理。

## 四、尺骨鹰嘴牵引

**【适应证】**

肱骨近端、肱骨干、肱骨髁上或髁间粉碎性骨折,局部软组织条件差,无法立即复位的患者。

**【禁忌证】**

1.肘关节结核或化脓性关节炎的患者。

2.儿童患者。

**【进针点】**

距离尺骨鹰嘴尖 1.5cm 的部位。

**【进针方向】**

从内侧向外侧进针以免损伤尺神经。

**【操作步骤】**

1.核对患者床号、姓名、牵引部位。

2.患者仰卧位,保持肩关节前屈 90°,屈肘 90°。

3. 常规消毒铺巾，用 10ml 2% 利多卡因或罗哌卡因局部麻醉进针点和出针点部位。

4. 在进针点内侧用尖刀做皮肤小切口，选取合适的牵引针。

5. 从内侧进针，以免损伤尺神经。

6. 用手摇钻或电钻推进牵引针，此时牵引针应垂直于肱骨轴线并与地面平行。

7. 当穿过尺骨鹰嘴外侧骨皮质时，助手需用手将外侧皮肤绷紧，以免增加患者疼痛。

8. 当牵引针穿出外侧皮肤后，调整进针距离以保证两侧露出的牵引针长度相等。

9. 针道部位再次消毒后用无菌纱布覆盖；用玻璃小瓶或橡胶垫片套于针的两端。

10. 安装相应的牵引弓，系上牵引绳，挂上牵引砝码。

11. 调整好牵引方向，确认牵引力线正确后完成牵引操作。

【注意事项】

1. 尺骨鹰嘴牵引是所有骨牵引部位中最容易出现针道切割的，必须随时注意观察针道有无松动。

2. 牵引针的置入方向必须正确，应该从内侧进针；同时应垂直于肱骨轴线并与地面平行。

3. 确保在无菌条件下置入尺骨鹰嘴牵引针，不能通过或在开放性伤口周围置入牵引针；操作过程中注意观察患者是否对麻醉药物过敏或者有任何不适感。

4．在牵引过程中要求患者加强肩关节、腕关节主动功能锻炼，避免发生肌肉萎缩和关节僵硬。

5．由于尺骨鹰嘴牵引需要的牵引重量有限，因此需特别注意避免针道切割造成针道松动。

## 五、颅骨牵引

**【适应证】**

颅骨牵引适用于颈椎骨折和脱位，特别是骨折脱位伴有脊髓损伤者，主要包括以下方面。

（1）颈椎骨折或骨折脱位伴或不伴有脊髓损伤者。

（2）颈椎脱位（如寰枢脱位）、关节交锁伴有或不伴有脊髓损伤者。

（3）颈椎畸形患者。

（4）需要牵引，但又不具备枕颌带牵引的条件；超过3周的枕颌带牵引患者。

**【禁忌证】**

1．相对禁忌证包括各种原因所致的凝血功能异常。

2．钻孔牵引部位皮肤炎症或开放创伤严重者。

3．牵引局部骨骼病变或严重骨质疏松者。

4．颅骨不稳定骨折患者，尤其是牵引钉置钉局部存在骨折的患者。

5．不能耐受颅骨牵引者。

**【进针点】**

根据使用牵引弓类型设计钻孔位置（不同牵引

弓仅外观存在差异,适应证和具体操作无差别)。

(1)弧形牵引弓(牵引钳)钻孔点选择两侧外耳孔之间,沿脊柱的纵轴,经头顶连一直线,在距矢状中线两侧各3～4cm处。

(2)半圆形牵引弓(牵引弓)钻孔点选择为两侧耳尖上缘3～4cm处(约两横指距离)(图2-2-10)。

同时,钻孔的位置亦需考虑牵引轴线过伸或过屈的需要,将钻孔的位置相应向前或向后移动(一横指距离),损伤机制不明确时可先中立位牵引。

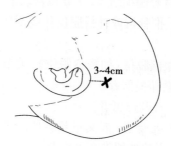

图2-2-10　半圆形牵引弓钻孔点

【进针方向】

两侧同时进针。

【操作步骤】

1．核对患者床号、姓名、牵引部位。

2．剃去患者头发,仰卧位,颈部两侧可用沙袋固定。

3．常规消毒铺巾,消毒范围以切口为中心向外10～15cm,术者戴无菌手套后铺无菌洞巾。

4．以利多卡因进行局部浸润麻醉,包括

皮肤、皮下、帽状腱膜、腱膜下层及颅骨骨膜。
（图 2-2-11）。

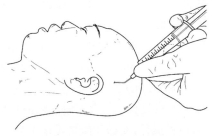

**图 2-2-11 颅骨牵引麻醉**

5．用尖刀在两侧钻孔标志点各做一长约
1cm 小横切口，深达骨膜，选取合适大小的牵引弓。

6．选用带有安全隔板的颅骨钻头，在颅骨表
面向内侧约 45°钻孔，以钻穿颅骨外板为度（成人
约 4mm，儿童为 3mm），钻孔时应使钻头的方向
与牵引弓钩尖的方向一致。

7．钻孔后安装颅骨牵引弓，并拧紧牵引弓上
的两个相对应的螺丝钮并进行固定，防止松脱或
向内拧紧刺入颅内（图 2-2-12）。缝合切口并用无
菌纱布覆盖伤口。

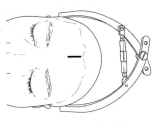

**图 2-2-12 颅骨牵引**

8．将牵引架挂于床头，牵引绳绕过牵引架上的滑车，悬挂好重量锤，垫高床头两个脚(20cm)做好对抗牵引。牵引重量根据颈椎骨折和脱位情况决定。若为第1～2颈椎损伤开始用4kg，以后每下一椎体增加1kg，并在床旁摄颈椎侧位片，观察牵引后复位情况；如不能复位，可每隔15分钟增加2kg，直到复位(一般需10kg左右)，总重量一般不超过15～20kg。证实复位后，应在颈部和双肩下垫薄枕，头颈轻度伸展位，可改用维持重量3～5kg。

9．调整好牵引方向，确认牵引力线正确且颈椎弧弓正常后完成牵引操作。

**【注意事项】**

1．在操作过程中随时检查深度和方向，切勿穿过颅骨内板伤及脑组织。

2．注意针道护理，尤其是患者意识较为烦躁时，容易发生针道松动和感染。

3．在钻孔的过程中，助手要按住患者头部避免其晃动。开始钻孔时，由于颅骨外板光滑容易使转头尖部脱落，因此，应先成垂直方向将外板慢慢地钻一浅凹，再钻透外板。

4．为使牵引达到有效作用，钻孔部位必须正确。如发生偏斜，不但影响治疗效果，还会因为两边力量不对称而发生脱落。

5．术后应经常检查牵引方向，并根据病情需要将颈椎调整为过伸、过屈或中间位。对牵引重量也应加以调整。

6．不可擅自增加或减少牵引重量，观察牵引有无滑脱,每天可将螺钉加紧一扣。

7. 注意观察心肺功能,防止发生意外;同时观察患者肢体感觉、运动变化,发现异常及时调整处理,必要时停止牵引。

8. 掌握正确的翻身方法:一人固定患者头部,保持头和肩部在一个水平线上旋转,避免扭曲。翻身后给予妥善固定。

9. 根据病情需要可再次或多次进行影像学检查,评估牵引效果,如颈椎骨折脱位复位情况、患者神经症状有无缓解等。

# 六、枕颌带牵引

【适应证】

1. 轻度颈椎骨折或脱位。

2. 颈椎间盘突出症和神经根型颈椎病。

【禁忌证】

1. 严重精神疾病患者。

2. 牵引部位有创口或皮炎等皮肤异常。

3. 难以耐受、拒绝牵引者。

4. 脊髓型颈椎病患者慎用牵引。

【分类】

1. 卧床持续牵引　牵引重量一般为2.5~3kg,利用牵引维持固定头颈休息,扩大椎间隙,松弛神经根。

2. 坐位牵引　每日1次,每次20~30分钟,间断牵引,重量自6kg开始,逐渐增加,根据具体情况可加到15kg,对颈椎不稳者,不宜大重量牵引,以免加重症状。

**【操作步骤】**

1. 无菌操作前准备,核对患者信息,向患者及其家属解释操作目的及配合方法。

2. 检查牵引装置、枕颌带、牵引绳是否完好,根据患者情况及医嘱确认牵引的控制参数:包括牵引力量(一般体重的 7% 或 3～7kg)、牵引时间(15～30 分钟)、牵引方式、间歇时间和比例等。

3. 协助患者到牵引室或牵引床,患者取坐位或卧位,颈肩部放松,下巴微内收,调整松紧带,以患者舒适为主,妥善固定枕颌带。

4. 密切观察病情,随时询问患者有无呼吸困难、恶心、头晕等不适,如有异常立即停止牵引并及时调整处理。

5. 牵引完毕后,使牵引绳完全放松,所有参数回归零后方可取下枕颌带。

6. 嘱患者轻柔按摩放松颈部肌肉,静坐 5 分钟后方可活动;或根据患者病情静卧休息。

7. 按消毒隔离规范正确处理各类物品。

8. 洗手、记录(记录本次牵引参数、患者的反应,以作为下次治疗的依据)。

**【观察指标】**

1. 观察牵引后患者肢体感觉、肌力变化,神经根颈椎病症状缓解情况。

2. 轻度骨折脱位的复位情况。

3. 颈椎畸形的复位情况。

(刘 洋 杨 曦 朱道珺)

## 第三节　骨折、关节脱位手法复位

### 一、骨折手法复位

#### （一）定义及标准

1. 定义　手法复位是骨折复位的一种，又称闭合复位，一般通过牵引等方式不暴露骨折断端，达到复位的目的。多数肢体骨折可以通过手法复位的方式获得满意的效果。

2. 复位标准

（1）关节内骨折、前臂干的骨折必须达到解剖复位。

（2）关节外骨折，复位后如对肢体运动功能没有影响，即使未完全恢复解剖结构也可接受。

（3）旋转分离移位必须纠正，成人下肢骨折缩短必须在 1cm 以内，儿童在 2cm 以内。

（4）与关节活动一致的成角畸形可以接受，但不能有侧方成角。

（5）横向骨折骨干端对位需超过 1/3、干骺端对位需超过 3/4。

#### （二）操作步骤

1. 病史　了解骨折发生机制，摄 X 线片判断骨折的移位程度及方向（图 2-3-1）。

2. 麻醉　采用注射针在骨折部位皮肤处浸润后，逐步进入骨折断端，将 0.5%～1% 利多卡因适量注射至周围，以控制疼痛及缓解肌肉痉挛。

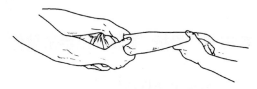

图 2-3-1　骨折判断

3. 复位　麻醉显效后，在对抗牵引的作用下固定近端骨折块、远端对近端，采用逆暴力及骨折移位方向的牵引力量进行复位（图 2-3-2）。

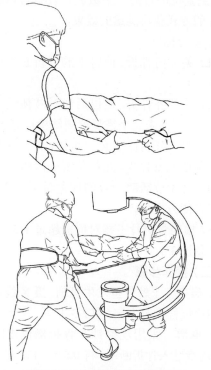

图 2-3-2　复位及复位效果判断

一部分骨折如最常见的桡骨远端骨折,骨折重叠造成复位困难,需要在牵引状态下顺暴力方向增加成角畸形后打开软组织链,再逆向暴力方向才能获得复位,操作时要避免重要神经血管的牵拉及附加损伤。

4．复位效果判断　通过触摸皮下骨性结构的完整性或复位后断端加压、肢体未见短缩来判断是否达到复位要求。

5．复位后处理　复位后需要立即采用石膏固定、持续牵引或外固定支架维持骨折复位后的稳定性。

**（三）注意事项**

1．手法复位应动作轻柔,同时避免多次复位增加软组织损伤,影响骨折愈合。

2．复位后需评估骨折断端周围软组织肿胀程度,如怀疑患者出现异常疼痛、被动牵拉试验阳性及其他骨筋膜隔室综合征表现,需紧急切开挽救肢体功能。

3．复位后需密切关注肢体远端的感觉、血液循环状态。

4．手法复位失败,需在条件允许情况下行切开复位。

5．关节内骨折一般通过手法复位无法达到解剖复位,如移位超过 5mm,或者塌陷超过 3mm,预计明显影响关节功能者需切开复位内固定。

## 二、关节脱位手法复位

### (一) 定义

构成关节的关节面的相互位置关系完全丧失为关节脱位,常见大关节脱位发生率前三位为:肩关节、肘关节及髋关节。关节脱位特别是肢体大关节脱位需要立即急诊行脱位手法复位。

### (二) 肩关节脱位

1. 病因 由间接暴力引起,以喙突下脱位最为常见,体格检查见关节盂空虚、杜加斯征(Dugas sign)阳性。

2. 复位方法

(1) 足蹬法:患者仰卧位,医师站立患侧,双手握住患者前臂,持续纵向牵引后,足跟抵于患者腋窝对抗牵引,然后内收,有明显弹跳感达到复位。

(2) 垂直悬垂法:患者俯卧位,上肢自然下垂,施加垂直牵引力使之复位。复位后肩关节内收内旋,上臂贴于胸前,三角巾悬吊固定。

3. 注意事项

(1) 复位前检查患侧肢体感觉运动,特别是三角肌区域皮肤感觉,评估有无臂丛神经损伤,避免过度牵拉造成损伤加重。

(2) 老年人骨质疏松,复位时易发生肱骨大结节撕脱骨折,建议麻醉下复位。

(3) 反复多次脱位患者,复位后建议行肩关节 MRI 检查,评估肱骨头、肩关节盂及肩袖的损

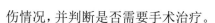

伤情况,并判断是否需要手术治疗。

### (三) 肘关节脱位

1. 病因 以间接暴力为主,以后脱位最为常见,体格检查见肘关节弹性固定于半屈曲位,肘后三角消失,关节窝空虚。

2. 复位方法 患者取坐位,局部或臂丛麻醉,如损伤时间短(30分钟内)亦可不施麻醉。助手双手紧握患肢上臂,术者双手紧握腕部,着力牵引将肘关节屈曲60°~90°,并可稍加旋前,常可听到复位响声或复位的振动感。

3. 注意事项

(1) 复位前认真体格检查,需与肱骨髁上骨折鉴别,同时严密观察以避免前臂骨筋膜隔室综合征的发生。

(2) 复位后用上肢石膏将肘关节固定在功能位,3周后拆除石膏,做主动的功能锻炼,必要时辅以理疗,但不宜做强烈的被动活动。

(3) 复位后检查肘关节稳定性,评估是否进行肘关节功能重建。

### (四) 髋关节脱位

1. 病因 以后脱位多见,交通事故为主,屈髋屈膝股骨内收位前方暴力致脱位,体格检查见典型的屈曲、内收、内旋畸形,须立即手法复位。

2. 复位方法 在麻醉下肌肉松弛后进行,常采用提拉法(Allis法)复位。患者卧于地板或木板上,助手双手按压患者双侧髂前上棘以固定骨盆,操作者面对患者站立,双大腿骑于患者小腿上,双手握于小腿近端持续向上牵拉,肌肉松弛后轻度外旋,明显弹响后复位成功。

3. 注意事项

(1)复位前应检查患者坐骨神经支配区域的感觉运动,明确有无坐骨神经损伤。

(2)行髋关节 CT 三维重建检查,明确有无髋臼及股骨头骨折,必要时复位后行手术治疗骨折。

(3)丁字鞋固定,卧床休息2～3周,3个月完全负重,门诊随访 3 年,观察是否出现脱位侧股骨头坏死。

(赵小丹　吴薛滨)

## 第四节　骨折、关节脱位石膏固定

石膏固定是常见的、易于获取、操作简单方便的外固定方式,与小夹板固定、支具固定有共同特点,也有不同之处。石膏固定大致可以分为石膏托、石膏夹板、石膏管型 3 种,固定效果依次增强。笔者单位目前使用的是预衬垫的医用高分子夹板及高分子绷带,较传统石膏具有卫生、轻便、透气透光、不怕水、强度高、固化快、可塑性高、操作简单便捷等特点,习惯上仍称为石膏或高分子石膏。

【适应证】

用于肢体的各种短期或长期外固定情形,主要有以下情况。

1.骨折的制动,稳定骨折断端,缓解疼痛,预防副损伤;可作为急救措施,也可以作为稳定骨折的终极治疗方式。

2.关节脱位复位后维持关节对合关系,预防再脱位,并利于周围软组织修复。

3.韧带拉伤、软组织挫伤的制动保护,利于消肿和软组织修复愈合。

4.神经、血管、肌肉、肌腱、韧带等修复术后使其处于低张力状态,利于愈合,预防再断裂。

5.用于肿瘤、感染等骨质破坏导致骨骼机械强度下降的部位以预防病理性骨折。

6.骨折内固定术后,但固定强度不足,需辅助制动保护。

7.骨、关节感染部位制动,利于控制感染,同时缓解疼痛。

8.神经损伤后维持肢体、关节处于功能位,以免远期出现难以纠正的畸形。

9.临床治疗需要将肢体或关节较长时间固定于某一特定位置的其他情况:如带血管蒂皮瓣转移术后,避免蒂部活动影响血供;部分畸形矫正术后维持术后肢体位置;踝关节术后维持踝关节功能位以预防马蹄足畸形等。

【禁忌证】

1.肢体进行性肿胀、张力高,已经出现或可能出现骨筋膜隔室综合征时,石膏固定不利于观察,且可能增加筋膜间室内压力,加重病情,禁止用石膏夹板或管型,石膏托也应慎用。

2．确诊或可疑伤口有厌氧菌感染，石膏固定时会遮盖伤口者。

3．皮肤条件差，不能受压或接触者，如：石膏接触区域广泛皮肤严重损伤或压疮，石膏固定不能避开时需慎用；对于软组织损伤严重，广泛张力性水疱，或严重软组织损伤合并骨折/关节不稳，或严重开放骨折，或合并血供障碍的患者，外固定支架优于石膏固定。

4．极少数对接触的石膏衬垫或绷带过敏的患者。

5．不能配合治疗者，如部分严重精神异常患者。另外，昏迷或肢体感觉严重障碍的患者需慎用，以免观察、处理不及时出现压疮、神经血管压迫，甚至骨筋膜隔室综合征。

6．生长发育快的婴幼儿不宜行长期石膏固定，以免影响发育。

7．一般情况差、不能耐受较大重量石膏的患者。

【操作步骤】

操作前需明确诊断，拟定治疗计划，并向患者及家属告知，取得理解、同意、配合；确定固定方法（石膏托、夹板、管型等）、固定长度、石膏材料规格及型号（长度、宽度、厚度）；准备材料（石膏、棉垫、绷带、水）、工具（手套、剪刀、石膏锯）；操作者进行分工（维持体位者、制作石膏者、缠绷带固定者、塑形者等）（图2-4-1）。

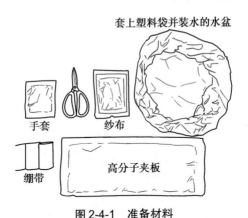

套上塑料袋并装水的水盆

手套　　　纱布

绷带　　　高分子夹板

图 2-4-1　准备材料

骨折、关节脱位者需复位，必要时需给予镇痛治疗；患者及肢体的体位放置，以患者舒适和便于术者操作为宜，下肢一般为平卧位，上肢尽可能坐位或站立位；可用棉垫、棉纸等覆盖保护骨性突起、神经血管易受压处。皮肤污物须清洗干净，有渗出的敷料需更换。

## （一）石膏固定操作步骤

1. 测量修剪　测量所需石膏长度或形状，并将石膏和衬垫修剪至相应长度或形状，注意衬垫应适当长于石膏（图 2-4-2）。

2. 浸水挤干（必要时）　将高分子石膏材料完全放置于水中浸泡，可挤压多次帮助浸透，及时从水中取出并挤出石膏中多余的水分（图 2-4-3）；然后将石膏置于衬垫内，平铺整齐，将石膏边缘修剪整齐，并确保衬垫边缘比石膏长，以免戳伤皮肤。

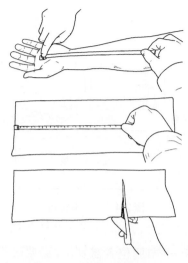

**图 2-4-2 测量和修剪石膏**

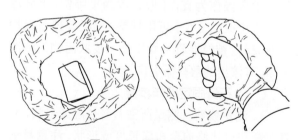

**图 2-4-3 浸润石膏材料**

3. 安置固定 将石膏的厚层衬布面贴紧需固定部位；用绷带初步迅速缠绕固定；因缠绕绷带时容易出现石膏移位，故需随时检查石膏安置位置是否合适，如出现石膏位置移动、超过固定范围或阻挡关节活动等情况时必须及时在石膏固化前完成调整（图2-4-4）。

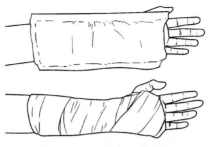

**图2-4-4　安置固定石膏**

4．塑形固化　在石膏变硬前将肢体、关节置于计划位置（常为功能位），并用手掌按压凹陷处塑形，使石膏良好贴附，完全符合肢体轮廓（图2-4-5）。

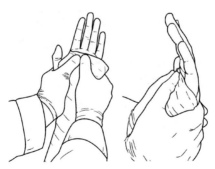

**图2-4-5　塑形固化石膏**

5．调整固定　待石膏完全固化变硬后可进一步缠绕绷带进行稳妥固定，并将石膏两端外露部分进行包边处理，可更美观，也可防止石膏两端尖锐处戳伤患者或他人。在石膏上标记石膏固定的起始时间。需要换药或观察的部位可用石膏锯开窗(图2-4-6)。

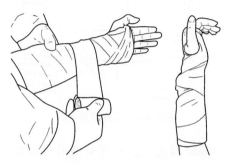

**图2-4-6 调整固定**

### (二)石膏固定后的完善工作

1. 检查肢体血运、肿胀、感觉、活动情况 通过暴露的肢体远端检查动脉搏动、皮肤温度、颜色、感觉、活动情况,是否与固定前一致,并作为后续观察的参考标准。

2. 评估骨折复位和制动效果 一般情况良好固定后患者疼痛可明显缓解,局部反常活动不明显,甚至患者可主动活动患肢;必要时复查影像学辅助评估。

3. 向患者及家属告知后续注意事项

(1)适当抬高患肢,一般略高于心脏平面;上肢可辅以肩肘吊带制动;原则上患肢禁止负重。

(2)固定的关节周围肌肉行等长收缩,其他未固定的关节行活动功能锻炼,以利消肿,并可

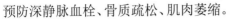

预防深静脉血栓、骨质疏松、肌肉萎缩。

（3）观察肢端血运、感觉、活动、肿胀情况，病情变化需及时通知医护人员；如随肢体周径变化石膏变得过紧或过松，需调整，以免影响治疗效果。

（4）石膏固定区域皮肤瘙痒时不要抓痒，以免损伤皮肤或污染伤口导致感染。

（5）记录固定时间。

（6）门诊患者需定期门诊复查。

4. 完善病历中记录。

**【注意事项】**

1. 操作者接触石膏时需戴手套，以防黏附皮肤。

2. 需助手专人保持患肢位置，不要随意变动，以免干扰操作，或致石膏折断、皱褶向内压迫皮肤。

3. 助手可双手展平，用手掌承托，防止石膏局部出现凹陷压迫皮肤。

4. 当石膏分别置于热水、常温水和不浸水时，对应的石膏固化时间依次明显增加；石膏浸水后挤得越干，石膏固化时间越短；可根据石膏固定操作时间长短调整水温、挤干程度以满足需要。

5. 石膏固化越快，局部石膏材料越多，单位时间释放的热量就越多，温度越高；故用热水软化石膏、局部石膏材料较厚时需注意皮肤烧伤的风险，尤其是石膏与皮肤接触较紧、压力较大的部位。

6．固定后应待石膏变凉、完全变硬后才能开始活动肢体或负重。因为在开始变硬至完全变硬期间，石膏受力容易断裂。

7．原则上四肢石膏固定时应将手指、足趾（至少末端）露出，以便观察血运、感觉、活动情况。

8．开始缠绷带时可先环形缠绕两圈以固定绷带头；包扎应使绷带平贴肢体，并紧握绷带保持一定张力，包扎时每周用力要均匀适度，每圈绷带可与前一圈绷带部分重叠（1/3～2/3）。

9．固定时需松紧适度，过松不能达到固定效果；过紧可能导致血供障碍、皮肤损伤、神经麻痹等。

10．石膏开窗的边缘必要时需用棉垫衬垫，以免出现局部压疮。

11．石膏固定后嘱患者抬高患肢、进行肌肉收缩锻炼，利于静脉及淋巴回流，以消肿；其他未固定关节需行主、被动活动功能锻炼，以预防关节僵硬、深静脉血栓、骨质疏松、肌肉萎缩等并发症。

12．不同部位、不同损伤的石膏固定方式、范围、宽度、厚度、体位等都可能不同，需结合具体情况决定。

13．如周围环境温度过低，需注意石膏部位保暖（但不需加温），以免因受冷出现患肢肿胀。

【观察要点】

1．石膏有无折断及固定稳定性　个别患者

患肢负重或用力后导致石膏断裂，失去固定作用，需更换石膏；如伤口敷料厚度变化、肢体肿胀情况变化或肌肉萎缩后会出现石膏不贴附，达不到固定效果，应更换石膏。

2．固定松紧程度及远端肢体血液循环情况　石膏固定会因肢体肿胀而变紧，也会因为肿胀消退而变松弛，需动态观察松紧度，适时调整；严密观察并与健侧对比，皮肤颜色是否红润、皮肤温度是否一致，是否出现进行性肿胀、青紫、苍白、肢体疼痛、麻木、活动肌力下降等血供、感觉异常情况；如出现上述异常，需及时拆除石膏，暴露肢体进一步检查。

3．注意保护石膏，防止浸湿及大小便污染　邻近伤口或体腔开口部位的石膏如果被污染，应及时去除被污染的绷带，检查伤口情况，行必要处理后重新固定，如石膏污染严重，需更换石膏。

4．观察肢体长度、力线、旋转等，按需定期复查 X 线片，必要时可行三维 CT 检查评估有无移位、成角等情况出现。

5．如出现局部尤其是骨性突起部位固定性疼痛，变换体位不能缓解，或局部浸湿、闻及异味等，需考虑发生压疮；极少数患者石膏固定后出现瘙痒、皮疹、水疱等过敏性皮炎；以上情况均应及时拆除石膏，检查相应部位，视情况决定是否继续使用石膏。

【去除固定指征】

1．如为临时固定，则固定至更换固定方式

(如行牵引或手术)时为止。

2．为终极治疗，则固定至计划时间为止(如至骨折临床愈合时)。

3．出现肢体严重血供障碍时，需及时拆除石膏，暴露肢体，以便观察、检查和后续处理血供障碍。

4．局部出现广泛压疮、皮肤软组织感染或过敏性皮疹等皮肤条件不允许继续使用石膏时。

5．病情变化，石膏不能达到预期治疗效果时。

(钟 洲 吴薛滨)

## 第五节 关节穿刺术

【适应证】

1．通过对抽吸关节液性状、实验室检查等结果进行分析，明确诊断和鉴别诊断。

2．通过抽吸关节液或注射药物，达到治疗关节疾病效果。

3．以关节腔注射药物为目的的造影检查。

【禁忌证】

无绝对禁忌证，相对禁忌证包括各种原因所致的凝血功能异常。

【操作步骤】

1．确定穿刺部位及进针方向

(1)肩关节：患肢轻度外展外旋，肘关节屈曲位，穿刺点位于肱骨小结节和喙突之间，垂直进针(图2-5-1)。

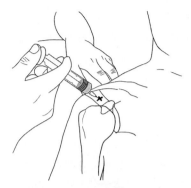

**图 2-5-1　肩关节穿刺术进针方向**

（2）肘关节：肘关节屈曲 90°，穿刺点可选择肘外侧点（尺骨鹰嘴和肱骨外髁之间）或者紧贴桡骨头近侧关节面进针（图 2-5-2）。

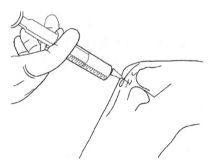

**图 2-5-2　肘关节穿刺术进针方向**

（3）腕关节：腕关节伸直位，穿刺点位于腕关节背侧，鼻烟窝尺侧紧贴桡骨远端关节面，垂直进针。

（4）髋关节：仰卧髋伸直位，穿刺点位于髂前上棘与耻骨结节中点,腹股沟韧带下方 2cm,股动脉外侧垂直进针;或者健侧卧位,轻度屈髋,在大转子中点与髂后下棘连线的中外 1/3 处垂直进针(图 2-5-3)。

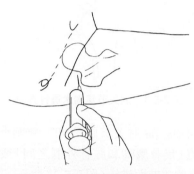

**图 2-5-3　髋关节穿刺术进针方向**

(5)膝关节:膝关节伸直位,穿刺点位于髌骨上极水平线与髌骨内外侧缘垂直线的交点,进针方向头侧倾斜 60°,与髌股关节面平行(图 2-5-4);或者膝关节屈曲 90°,穿刺点位于髌骨下极髌韧带内外侧,垂直进针。

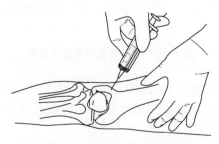

**图 2-5-4　膝关节穿刺术进针方向**

（6）踝关节：患肢极度内旋或外旋，穿刺点位于内踝尖或外踝尖，进针方向倾斜45°向近端进针。

2. 消毒铺巾　操作者戴无菌手套，以穿刺点为中心消毒，消毒半径10cm，重复消毒3遍，然后铺无菌洞巾。

3. 穿刺方法　选择5ml或10ml注射器针头，在标记的皮肤穿刺点按一定方向穿刺操作，缓慢进针，维持注射器内适当负压状态，直至出现落空感，抽吸或推注顺畅，确保针尖位于关节腔内，然后抽吸关节腔积液或注射药物。

4. 穿刺后处理　穿刺操作完成后，拔除穿刺针，纱布按压穿刺部位1~2分钟，确保穿刺点无渗血或渗液，然后消毒穿刺点并用无菌敷料覆盖，如果穿刺抽吸了大量积液，关节局部可予以适当加压包扎；同时交代患者如穿刺点有红肿或关节疼痛加重，应及时就诊。

**【注意事项】**

1. 严格无菌操作，以免引起关节腔感染。

2. 穿刺时维持适当负压，边抽吸边进针，当刺入血管吸出新鲜血液时，应适当退针并改变方向后再进针。

3. 穿刺进针角度与关节间隙方向一致，避免针尖划伤软骨或骨膜，引起患者疼痛；关节腔注射激素类药物时，不应超过3次，以免造成关节损伤。

4. 关节腔积液明显时，注射药物前可予以抽吸，穿刺后应适当加压包扎并固定。

**（石小军　吴薛滨）**

# 第三章

# 胸心外科专业操作技能

## 第一节　胸骨正中切开术

【适应证】

　　前纵隔肿瘤切除、胸腺瘤切除、胸骨后甲状腺切除、心脏手术。

【术前准备】

　　1. 麻醉　气管插管全身麻醉。

　　2. 体位　仰卧位，背部垫高，双上肢收于身体两侧。

　　3. 消毒　消毒范围为上至下颌线，下端至双侧髂前上棘，两边至双侧腋前线。

　　4. 铺巾　按照外科手术铺巾原则有序铺巾，充分显露手术切口。

【操作步骤】

　　1. 常规消毒铺巾，手术区域贴保护膜。

　　2. 连接好电刀吸引器并妥善固定，检查胸骨锯性能是否完好。

　　3. 圆刀片切开皮肤，起自颈静脉切迹下缘1~2cm沿正中线向下止于剑突与脐的中上1/3处。

4. 电刀切开皮下组织、肌肉、胸骨前骨膜、暴露胸骨并切开胸骨上窝处肌肉，电刀充分止血。

5. 分离剑突下胸骨后的结缔组织及游离胸骨后壁。

6. 组织剪剪开剑突软骨。

7. 方头拉钩拉开切口上端，暴露皮下颈静脉切迹区域，胸骨锯头端伸入切开的剑突下缘，嘱麻醉医师暂停通气，自下而上纵向劈开胸骨，胸骨断端骨蜡止血并用电刀充分止血。

8. 递送胸骨撑开器，进行下一步手术。

（胡　佳）

## 第二节　基础体外循环建立方法

### 一、开胸

1. 患者取平卧位，消毒铺巾。

2. 取胸骨正中切口，自颈静脉切迹下缘 1～2cm 起，终止于剑突与脐的中上 1/3 处，尖刀切皮，电刀切开皮下组织及胸骨前骨膜，分离剑突下胸骨后的结缔组织，组织剪剪开剑突，拉钩拉开切口上端，暴露皮下颈静脉切迹区域，胸骨锯头端伸入切开的剑突下缘，自下而上纵向劈开胸骨，骨蜡止血。

### 二、心包切开

1. 胸腺分离　纱条保护胸骨切缘，胸骨撑开器卡位双侧胸骨断端撑开,成年人可于心包左上方见退化胸腺,半游离退化胸腺,暴露心包正中线。

2.心包切开 呈倒 T 形向两侧打开心包,注意保护心脏。

3.悬吊心包 双侧颈静脉切迹旁带针悬吊皮下及心包打结、剪线,主刀侧悬吊心包。

## 三、主动脉荷包缝合

1.主动脉插管处缝双荷包线 大动脉插管开口双荷包同心圆缝合,缝线时明线要少,暗线要多,深度达主动脉壁中层,不缝穿主动脉壁。荷包缝线出针后,套乳胶管,小弯钳夹乳胶管远端,卡齿处收线。

2.灌注管插管处缝单荷包线 缝线时明线少,暗线多,套乳胶管,小弯钳夹乳胶管远端,卡齿处收线。

## 四、上下腔静脉荷包缝合

1.上腔静脉荷包缝合 充分暴露上腔静脉,主刀带线荷包缝合上腔静脉距离右心房交界处2cm 以上。剪针,套乳胶管,小弯钳夹乳胶管远端,卡齿处收线。

2.下腔静脉荷包缝合 左手翻开心脏暴露下腔静脉,观察血压,荷包缝合下腔静脉,剪针,套乳胶管,小弯钳夹乳胶管,卡齿处收线。

## 五、套阻断带

分开上腔静脉及主动脉间隙,使用肾蒂钳绕过上腔静脉后端,阻断带进入上腔静脉与主动脉间隙,传递阻断带。上套管,小弯钳夹套管。暴露下腔静脉,观察血压,使用肾蒂钳绕过下腔静脉,环绕下腔静脉后,上乳胶管,小弯钳夹乳胶管固定。

## 六、主动脉插管

1. 在主动脉荷包缝合处用剥离剪剪开主动脉外膜,暴露主动脉中膜(白色),尖刀斜形进刀,刀口稍大于插管口,插管进入主动脉,如果进入困难,转动插管口,主动脉插管成功后,乳胶管固定主动脉插管,对侧相同。将乳胶固定管与主动脉插管再次固定,剪体外循环大透明胶管,连接主动脉插管与体外循环动脉管道。在连接主动脉插管时,体外循环机通过体外循环管道持续向主动脉管道远心端打水,以确保与主动脉插管连接后管道内无气泡,避免引起空气栓塞。

2. 灌注管插管　灌注管在单荷包缝合处插入主动脉,荷包缝合的出线对侧明线处拉开明线固定灌注管,出线处同法固定灌注管。丝线带线捆绑灌注管及乳胶管。

## 七、上下腔静脉插管

充分暴露上腔静脉,用尖刀于荷包缝合圈内

切开上腔静脉，切口略大于上腔静脉插管直径，插入上腔静脉插管，提拉乳胶管荷包线，固定上腔静脉插管，上腔静脉插管朝向头侧。下腔静脉插管同理，但要注意插管深度（5～6cm），避免肝静脉淤血。

## 八、转机

转机后肺循环血流减少，左心射血减少，主动脉压力下降，于灌注管及主动脉插管之间用阻断钳，阻断主动脉。打开灌注管与心脏停搏管对接，注入心脏停搏液，心脏停搏。

## 九、左心房引流

打开右心房，在右上肺静脉靠近房间沟处做一个带垫片的褥式缝合，套上乳胶管，切开缝线中间的左心房壁放入左心引流，收紧褥式缝线（左心房引流目的：减少左心室的血容量，降低左心室压力，减少前负荷，保护心肌，同时吸引肺静脉回流的血液，保持手术视野清洁）。注意：带垫片褥式缝合不要在靠近右侧胸膜的右上肺静脉处，因为呼吸引起胸膜腔负压，可造成气体经切口进入左心房。

（胡　佳）

## 第三节　深静脉置管术

【适应证】

1. 建立静脉通路，需要输注血管活性药物、高渗性药物、高渗营养液（完全肠外营养）等循环不稳定患者或重大手术患者，以及外周静脉通道建立困难者。

2. 建立达到中心循环及心脏内的通路，以监测中心静脉压（central venous pressure，CVP）、测混合静脉血氧饱和度、放置临时起搏器。

3. 手术过程中可能出现血流动力学变化、电解质异常需频繁血气检测患者。

4. 建立透析及血浆置换通路。

【禁忌证】

1. 血小板减少或其他凝血机制严重障碍者，避免行颈内及锁骨下静脉穿刺，以免操作中误伤动脉导致局部巨大血肿；确有必要进行穿刺，可尝试从颈外静脉穿刺。

2. 穿刺静脉局部感染、血栓形成。

3. 患者无法配合。

4. 外周静脉通路完整、充足。

【置管部位】

1. 锁骨下静脉（锁骨上路、锁骨下路）。

2. 颈内静脉（前路、中路、后路）。

3. 股静脉。

【置管前准备】

1. 穿刺包。

2. 穿刺针、扩张器、金属导丝、CVP 导管（单腔、双腔、多腔）。

3. 其他局部麻醉药、碘附消毒液、肝素生理盐水等。

## 【操作步骤】

### （一）锁骨下静脉置管

1. 体位 患者仰卧，头低足高位（床脚抬高15°～25°）、双肩胛骨之间垫枕使双肩下垂、面部转向操作者对侧。

2. 穿刺点

（1）锁骨上路：胸锁乳突肌锁骨头外侧缘，锁骨上缘约1cm。穿刺针与身体正中线成45°，与冠状面保持水平或稍向前成15°夹角，针尖指向胸锁关节，缓慢向前推进，负压进针2～3cm。

（2）锁骨下路：锁骨中内1/3交界点下1cm，针尖指向胸骨上窝，针尖与皮肤夹角<10°，负压进针深度4～5cm。

3. 置管深度 左侧≤15cm，右侧≤12cm。

### （二）颈内静脉置管

1. 体位 患者仰卧，头低足高位（床脚抬高15°～25°），右肩垫枕，头略后仰，面略转对侧。

2. 穿刺点

（1）前路：胸锁乳突肌前缘中点相当于甲状软骨上缘水平，可触及颈总动脉搏动，向内侧推开颈总动脉，于颈总动脉外缘约0.5cm处负压进针。穿刺点与皮肤成30°～45°，针尖指向同侧乳头或锁骨中内1/3交界处前进。

（2）中路：在锁骨与胸锁乳突肌的锁骨头和胸骨头形成的三角区顶点，锁骨上缘约3cm，与皮肤成30°夹角，紧靠胸锁乳突肌锁骨头内侧缘进针，指向同侧乳头，负压进针2～3cm。

（3）后路：胸锁乳突肌外侧缘中下 1/3 处（锁骨上缘 2～3 横指）负压进针，针体呈水平位，针尖指向胸骨柄上窝。

3. 置管深度　左侧 13～15cm，右侧 10cm。

### （三）股静脉置管

1. 体位　患者平卧位、大腿外展。

2. 穿刺点　股动脉内侧 0.5～1cm 处负压进针，针尖指向头侧，针体与皮肤成 30°夹角。

3. 置管深度　血液透析约 40cm，输液以进入股静脉为宜。

### （四）经皮穿刺（seldinger）技术置管一般原则

1. 体位　根据穿刺部位选择，摆放如前所述。

2. 消毒　进针点周围 15cm 碘附消毒 3 次。

3. 铺巾　以进针点为中心铺洞巾。

4. 局部麻醉　进针点周围皮下注入局部麻醉药，按压 2 分钟。

5. 进针　负压进针，吸回血顺利且回血呈暗红色。

6. 置入导丝。

7. 退穿刺针。

8. 扩皮针扩皮后退出扩皮针。

9. 沿导丝置入相应深度导管（固定导丝末端以免进入血管）。

10. 空针回血顺利，注入肝素生理盐水，并固定导管。

**【注意事项】**

1. 置管深度不宜过深，以免损伤腔静脉及右心房。

2. 穿刺成功后立即缓慢注入肝素生理盐水，以免凝血阻塞管腔。

3. 导管固定牢固，防止脱出。

**【并发症】**

1. 插管时并发症　气胸、血胸、胸腔积液、动静脉损伤、胸导管损伤、空气栓塞、神经损伤、导管位置异常、心肌穿孔。

2. 导管留置时并发症　折管、导管阻塞、空气栓塞、导管相关性感染。

（胡　佳）

## 第四节　胸腔闭式引流术

**【适应证】**

各种原因导致的胸膜腔积气或积液，主要包括以下方面。

1. 气胸。①自发性气胸（肺压缩 30% 以上、机械通气、病情不稳定或有明显症状）；②开放性气胸；③张力性气胸；④医源性气胸（继发于胸腔穿刺、肺活检等）。

2. 血胸、血气胸。

3. 脓胸、乳糜胸。

4. 中 - 大量胸腔积液。

5. 恶性胸腔积液。

6. 胸部手术后引流。

【禁忌证】

通常认为无绝对禁忌证,相对禁忌证包括各种原因所致的凝血功能异常或正在接受抗凝治疗等。

【操作步骤】

1. 确定引流部位 单纯气胸引流可选择患侧前胸壁锁骨中线第 2 肋间,胸腔积液、血胸或脓胸引流选择第 5 或第 6 肋间腋中线。确定引流部位后标记(图 3-4-1)。

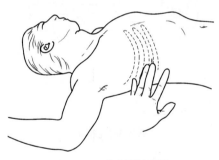

图 3-4-1 确定引流部位

2. 消毒铺巾 消毒范围以切口为中心向外 15cm(图 3-4-2),术者戴无菌手套后铺无菌洞巾 (图 3-4-3)。

3. 麻醉 以利多卡因进行局部浸润麻醉,包括皮肤、皮下、肌层、肋骨骨膜以及壁胸膜,待到达壁胸膜后可再进针行诊断性抽吸。

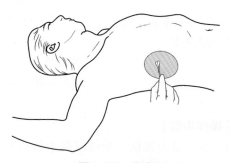

图 3-4-2  消毒

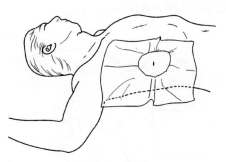

图 3-4-3  铺巾

4. 切开  麻醉满意后沿肋间方向做长 1.5～
2.5cm 皮肤切口（皮肤切口与肋骨平行），切开皮
肤及皮下组织后（图 3-4-4A），以止血钳钝性分离
胸壁肌肉及肋间肌（图 3-4-4B），紧贴下位肋骨上
缘进入胸膜腔。进入胸膜腔后有落空感，可有气
体或液体由切口溢出。

5. 置管  适当扩大切口创道，以止血钳夹持
引流管头端，沿创道送入胸膜腔，必要时可预先

将另一把止血钳置于创道内作为引导,保持引流管侧孔深入胸腔内 2～3cm(图 3-4-5)。

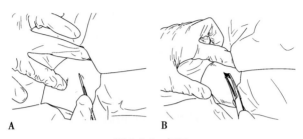

**图 3-4-4 切开**

A. 切开皮肤和皮下组织;B. 钝性分离。

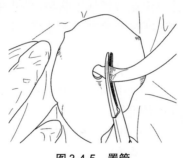

**图 3-4-5 置管**

6.检查引流管 检查引流管和水封瓶是否完整,并将引流管与水封瓶连接,嘱患者深呼吸或咳嗽,观察水柱波动情况。

7.固定引流管 分别于切口两端间断缝合关闭切口,以缝线固定引流管。在两针缝线之间还可间断缝合一针作为预留线,将其缠绕于引流管上,方便拔管时闭合切口(图 3-4-6)。

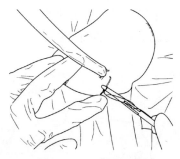

图 3-4-6　固定引流管

8. 交代注意事项　向患者、家属及主管医师交代引流注意事项,具体包括:①保持引流管通畅;②保持引流瓶放置低于胸腔,防止瓶内积液倒流回胸腔;③注意控制引流速度,避免复张性肺水肿。

【观察指标、要点】

1. 观察引流系统是否连接正确、引流管是否有弯折或堵塞情况等。

2. 所有留置闭式引流的患者均应从漏气和引流量这两方面观察。

(1)观察引流管中气泡逸出的量和速度,以反映肺漏气的程度。

(2)监测引流积液、积血,重点观察引流液的量和性状,记录 24 小时引流量,如怀疑胸腔内活动性出血,则应记录每小时引流量。

3. 术后待病情允许时应尽量及时复查胸片或胸部 CT,了解引流管位置及引流效果,根据病情需要可再次或多次进行影像学检查。

**【拔管指征】**

胸腔闭式引流管的拔管指征与引流目的密切相关。对于肺切除手术的术后患者，待肺无漏气、胸片提示肺已复张、引流液呈淡血性或血浆样，引流量少于 300ml/24 小时，可予拔除引流管。

**【拔管步骤】**

1．操作者行无菌操作前准备，核对患者信息，向患者及其家属解释操作目的及配合方法，并注意保护患者隐私。

2．协助患者取侧卧位或仰卧位，手术视野消毒，将油纱覆盖于纱布上方。

3．剪除引流管固定线，用覆盖有油纱的纱布块压住引流切口位置，嘱患者吸气后屏住呼吸，另一只手迅速拔除引流管后，将纱布块覆盖切口并固定，嘱患者正常呼吸。无菌敷料覆盖置管部位。

**【拔管后观察指标】**

1．观察患者状态，尤其是观察有无呼吸困难，观察 3～5 分钟。

2．拔管后常见并发症有气胸、血胸和引流口渗液。

（周　健　朱云柯　朱道珺）

## 第五节　胸部手术开胸、关胸

胸部手术切口原则：①切口的部位根据手术靶器官的位置确定，尽可能通过最短途径以最佳视野显露病变;②切口的大小根据手术操作、器械操作、患者体形、病变深浅、手术难度及麻醉条件等因素而定;③切口应对组织损伤尽可能小,避免损伤重要的解剖结构,如血管、神经等,不影响该部位的生理功能;④保证治疗的同时,兼顾外形的美观,手术切口应与皮纹一致,并尽可能选取较隐蔽的切口。

目前,胸外科常见手术切口可以分为两大类。

1. 常规剖胸手术切口 在常规胸部开放手术中,根据手术中靶器官的不同也可选择不同类型的手术切口和手术路径。如传统肺部手术切口可分为前外侧切口、后外侧切口,以及一些改良的腋下小切口;食管癌根据肿瘤位于食管的具体部位可以分为左胸后外侧切口,右胸后外侧切口联合腹部切口,或者颈部、右胸、上腹部手术切口;传统纵隔肿瘤切除手术多采用胸部正中切口等。

2. 微创胸腔镜手术切口 目前胸腔镜手术切口多为三孔、单孔及剑突下切口。具体根据手术医师的操作习惯,切口的分布可能会有细节上的调整。

# 一、开放手术常规切口

## (一)前外侧切口

1. 切口特点 影响心肺功能较小,便于麻醉观察和意外处理;肺门距体表较近,利于肺门结构的解剖和处理;胸壁前外侧切口较小,肌肉薄弱,不需要切除肋骨,故损伤小,剖胸快,术后疼痛及运动受限较轻。适用于肺上、中叶切除,前纵隔肿瘤切除以及部分心脏、大血管手术。其缺点是对后纵隔及下肺叶显露较差。

2. 操作步骤

(1)患者仰卧位,术侧肩背部垫高 30°～45°,上肢上举固定于支架上。

(2)沿第 4 肋间或第 5 肋间由胸骨侧缘向后上达腋中线或腋后线(女性沿乳房下缘)做弧形切口,切断部分胸大肌、胸小肌和前锯肌,暴露肋骨和肋间隙(图 3-5-1)。

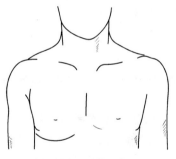

图 3-5-1　前外侧切口

(3)进胸采用肋间途径,注意靠近胸骨处勿伤及胸廓内血管,有扩大切口需要时,可将其结扎、切断。如手术视野欠佳,可将上或下肋软骨切断。

(4)如需扩大手术切口,可向内侧延长切口,并横断胸骨,手术结束时,彻底止血,检查肋间血管、胸廓内动脉有无损伤,必要时进行缝扎。由于切口使用肋间撑开器后,可能导致切口前端肋骨难以严密对合,要多层缝合肌肉和软组织,以防胸腔内液体渗入胸壁间,导致术后伤口感染,延迟愈合。

### (二)后外侧切口

1. 切口特点 后外侧切口是临床最常见的剖胸手术切口之一,其优点为手术暴露良好,适合于多种手术,故常为传统剖胸的标准剖胸切口。常用于各种肺切除手术,尤其是高位或后位肺部病变的手术、支气管成形术、食管贲门手术、纵隔肿瘤手术、胸腔大血管手术。

2. 操作步骤

(1)患者侧卧位,手臂前伸,自然放置或固定在双层托臂架上,腋下、腰部、两下肢之间垫软枕,下方的腿屈曲,上面的腿伸直,骨盆及下肢用宽带固定。

(2)消毒范围:上界至颈部和上臂上 1/2 处,下界达腋中线季肋缘,前界及后界分别至前、后正中线。切口多沿第 5 肋间或第 6 肋间,自后背部肩胛骨内侧缘与脊柱中线之间向下,切口呈弧形绕过肩胛下角,向外前至腋前线。女性患者切口应避开乳腺,沿乳腺下缘下行。

(3)依次切开皮肤、皮下组织、肌肉,第一层肌肉为斜方肌和背阔肌,第二层为菱形肌和前锯肌(图 3-5-2)。注意皮肤与肌肉的切口切勿紧靠肩胛下角,避免术后影响肩胛骨的活动。如需要扩大手术视野,可将切口上、下缘肋骨切断,断端骨蜡封闭止血;切开肋间肌时,根据肋间肌肉的走行方向,肋骨上缘由后向前切开,肋骨下缘则由前向后切开。进胸后向前后扩大胸膜切口,置入牵开器逐渐撑剖胸膜腔。

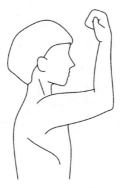

**图 3-5-2　后外侧切口**

(4)手术结束后,常规放置胸腔引流管,关胸前嘱麻醉师先膨肺,确保肺组织能够正常复张后关闭肋骨,逐层缝合肌肉,由于肌肉切断后会出现收缩,注意缝合时对合整齐,保证缝合完毕后伤口的平整。

### (三)正中切口

1. 切口特点　是前纵隔肿瘤及心血管外科最常见的剖胸手术切口之一,其优点为手术纵隔区域暴露良好。适用于前纵隔巨大肿瘤、心内直视手术、心包切除手术、上腔静脉梗阻人工血管置换手术等。

2. 操作过程

（1）患者仰卧位，肩背部垫一窄枕，使其胸骨向前突出，上肢沿侧胸壁固定于手术台。

（2）皮肤切口自颈静脉切迹上缘 1cm 起，止于剑突下方处。

（3）用电刀沿胸骨中线切剖胸骨前骨膜，再沿剑突下切开膈肌中心腱在胸骨后的附着部，剑突可保留或切除（图 3-5-3）。

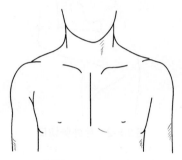

**图 3-5-3　正中切口**

（4）紧贴胸骨后分离胸骨与心包、大血管间的疏松结缔组织间隙，用胸骨锯自下而上沿中线锯剖胸骨；此过程中需上提胸骨锯，避免损伤到胸骨后组织。胸骨切开后立即予骨蜡涂抹骨髓腔断面止血、骨膜创面电烙止血。

（5）用牵开器撑剖胸骨，显露前纵隔手术视野。

（6）手术结束后，于前纵隔放置纵隔引流管。使用带针钢丝通过胸骨两边的肋间做 4 针缝合，分别拧转钢丝使胸骨断缘紧密对合整齐。缝合钢丝时避免损伤胸骨旁的乳内动脉，如损伤，应确切缝扎止血。逐层缝合肌肉、皮下组织及皮肤。

### （四）横断胸骨的双侧剖胸切口

1. 切口特点　此切口能充分暴露双侧肺、肺门、胸膜腔、纵隔和大血管。目前主要用于双侧肺移植，同期的双肺转移瘤切除也可选用此切口。连续双侧肺移植时，胸膜腔可顺序打开，以使术中通气满意。其缺点主要是切口长、创伤大，剖胸、关胸所需的时间长。术后早期对肺功能的影响较大，常需要呼吸支持，早期疼痛也明显。

2. 操作步骤

（1）患者仰卧位，两上肢外展。后背正中垫一薄枕，使胸部稍向前突，以利于胸腔切口的显露。

（2）沿两侧乳房下缘做弧形切口，中部相连，横过胸骨。经双侧第3或第4肋间直接切开肋间肌进入胸腔。

（3）在胸骨缘左右两侧外2cm处显露胸廓内血管，双重结扎其上、下两端后切断。

（4）用胸骨剪或线锯横断胸骨，用剖胸器缓慢撑开前胸壁切口，暴露胸腔（图3-5-4）。

（5）术后，两侧胸腔都应冲洗干净，彻底止血，观察结扎的胸廓内血管，有无残端渗血。分别安放双侧胸腔闭式引流管。

（6）用不锈钢丝缝合胸骨或环抱器固定胸骨，逐层缝合胸壁组织。

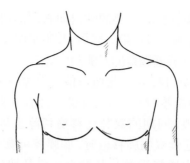

图 3-5-4 横断胸骨的双侧剖胸切口

**（五）腋下切口**

1. 切口特点 其优点主要是切口小，不切断胸壁肌肉，操作迅速，切口隐蔽，不影响美容。主要适用于交感神经切除术、第 1 肋骨切除术、肺尖部肺大疱切除、胸膜固定术及心肺功能不好的患者。缺点为暴露局限于胸腔上半部，可引起肋间臂神经及胸长神经损伤。

2. 操作过程

（1）患者侧卧位，术侧上肢垫包，肘部弯曲，并向上方旋转，然后固定于头架上。

（2）切口准备范围要大，以便必要时延长。沿腋毛区下缘，平第 3 肋骨，在胸大肌后缘与背阔肌之间做横向或弧形切口，或由腋中线第 3 肋骨水平向下垂直做切口。

（3）切开皮肤、皮下组织，到达胸壁肌肉层。向后牵拉背阔肌，向前牵拉胸大肌，顺肌纤维走行劈开前锯肌，露出骨性胸壁，通常经第 3 肋间进胸。肋间臂神经起自第 2 肋间，因此通过该神经就能辨认第2或第3肋间。如行第1肋骨切除,沿胸外筋膜往上分离即可。如为交感神经链切断手术,因操作简单,手术创面小,可不用安置胸腔闭式引流,如创面大,则需要常规安置引流(图3-5-5)。

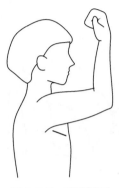

图 3-5-5 腋下切口

(4)关胸时重新闭合肋骨,缝合肌层、皮下组织和皮肤。

### (六)胸腹联合切口

1.切口特点 主要应用于上腹部及下胸部病变手术,左侧胸腹联合切口主要用于食管贲门或胃手术,广泛的脾、胰尾和肝左叶切除手术;右侧胸腹联合切口则主要用于食管癌切除术或右肝叶切除术。优点是暴露手术视野好,能进行广泛的胸腹手术。其缺点是切口长,损伤大,术后肋弓不稳定,疼痛严重。

2.操作过程

(1)患者取右侧或左侧卧位,采用后外侧切口经第 7 或第 8 肋间进入胸腔探查后根据病情需要,延长胸部切口到上腹部正中线。

(2)切断肋弓,从肋弓向食管裂孔方向剪开膈肌,即可显露胸腔和腹腔脏器,以进行较广泛的手术。部分食管贲门癌患者,可先做腹直肌切口,经腹腔探查,如认为有必要扩大暴露,可将切口向胸部延长(图 3-5-6)。

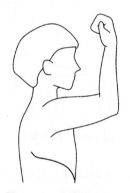

**图 3-5-6　胸腹联合切口**

(3)术毕,缝合膈肌的全层,膈肌的边缘用 1～2 针褥式缝合,将其牢固地固定于切口两侧的胸壁上。将切断的肋弓重新对合后予缝线固定,然后分别逐层关闭腹部和胸部切口。

## 二、胸腔镜手术切口

微创胸腔镜手术仅在胸壁上开 1～3 个小孔,不必撑开肋间,手术创伤明显减小。患者术后恢复快,疼痛轻。目前临床胸腔镜手术的主要切口模式包括三孔、单孔及剑突下切口。

### （一）三孔胸腔镜切口

三孔胸腔镜手术切口主要由三个切口组成：主操作孔、副操作孔及胸腔镜孔，其分布设计也根据不同手术者的操作习惯不同而有所差异（图 3-5-7）。

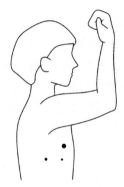

图 3-5-7　三孔胸腔镜切口

操作步骤

（1）胸腔镜孔的位置：通常在腋中线与腋前线间第 7 肋间做长 1～1.5cm 的皮肤切口，用血管钳分开肌肉、肋间肌并刺破壁胸膜进入胸膜腔，进手指探查，无粘连可直接将戳卡放入胸膜腔。

（2）自戳卡置入胸腔镜，全面检查胸腔内情况。然后在胸腔镜监视下，根据手术需要做第 2、第 3 个手术切口。

（3）主操作孔多选择腋前线第 3 或第 4 肋间，取 2cm 手术切口，切开皮肤后，予电刀逐层切开皮下组织、脂肪、肌肉层进入胸膜腔。

副操作孔选择腋后线与肩胛下角线间第 9 肋间，取 2cm 手术切口，切开皮肤后，予电刀逐层切开皮下组织、脂肪、肌肉层进入胸膜腔。

（4）手术操作完毕后，由胸腔镜口置入引流管，分别间断缝合两个操作孔的肋间肌，在使用胸腔镜通过两个操作孔分别观察各个手术切口无明显渗血后，收紧缝线关闭肌层，逐层缝合胸壁切口。

### （二）单孔胸腔镜切口

单孔胸腔镜手术切口只有一个，所有的手术器械均从一个手术切口进出。目前单孔胸腔镜切口多选第 4 肋间腋中线与腋后线之间，切口长 3～4cm。手术切开皮肤、皮下脂肪、肌肉后进入胸膜腔。可使用切口保护套适当保护切口周围组织。手术结束后，引流管自切口下缘引出，间断关闭肋间肌，待观察肺组织复张良好后，收紧肌肉缝线，然后逐层缝合胸壁其他组织（图 3-5-8）。

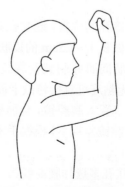

图 3-5-8 单孔胸腔镜切口

### （三）剑突下胸腔镜切口

剑突下胸腔镜切口主要应用于前纵隔胸腺瘤合并重症肌无力患者，与传统正中切口、三孔胸腔镜切口相比，其创伤小、疼痛轻，术后恢复快。其优点是可以充分暴露前纵隔视野，对胸腺（瘤）切除及纵隔脂肪行扩大彻底清扫。

操作步骤：剑突下 2cm 小切口作为胸腔镜孔，双侧肋弓下 1cm 切口作为操作孔。胸腔镜观察孔的切口经剑突下缘纵向切开 2cm，切除或保留剑突均可，锐性结合钝性分离剑突周围肌肉，分离过程中注意避免损伤腹膜进入腹腔，或分离胸骨后方时损伤心包而进入心包腔。操作孔的选择多为双侧肋弓接近锁骨中线附近，长 0.5~1cm。手术完毕后，于剑突下切口置入纵隔或胸腔引流管，逐层缝合肌肉及皮下组织、皮肤（图 3-5-9）。

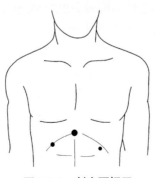

图 3-5-9　剑突下切口

（刘　峥　朱道珺）

## 第六节 胸外科手术体位摆放

### 一、胸腔镜肺手术侧卧位

#### （一）体位摆放步骤

1. 患者脱去上衣，平卧于手术台，腰部正对手术台折刀位的关节处。

2. 放置头枕。

3. 将患者由平卧位翻动为侧卧位

（1）麻醉医师负责保护气管导管并托住患者的头颈，两名医师立于患者患侧，一人负责躯干的抬起与翻转，另一人负责髋部的抬起与翻转。

（2）三人同时用力，将患者由平卧沿身体轴线反转为 90° 侧卧，同时巡回护士将腋枕与棉垫塞入患者与手术台面之间，腋枕置于躯干处，棉垫置于髋部骨性结构最突出的部位。

4. 固定患者左侧上肢，自然前伸置于托手架上并固定，右侧上肢向头侧屈曲置于头枕上方，并用事先准备好的包布包绕固定。髋部前后采用沙袋填补身体与手术台边缘之间的空隙，塞紧后将手术台的束缚带固定于患者髋部（图 3-6-1）。

5. 调整手术台腰桥角度，使之成折刀位（图 3-6-2）。

#### （二）注意事项

1. 患者侧卧时需在两腿之间放置一柔软物将双腿隔开，避免局部压伤。双下肢约成 45° 自

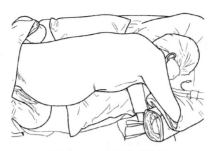

图 3-6-1 患者固定体位

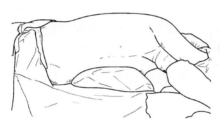

图 3-6-2 调整手术台腰桥角度

然屈曲，前后分开放置，保持两腿成跑步时姿态屈曲位。

2. 腋枕的位置不能紧挨腋窝，而需要与腋窝保持一拳（约 10cm）左右的距离。

3. 沙袋切勿高出髋部或填塞过多的布类导致髋部隆起，以免影响术中器械使用。

4. 折刀位需使躯干部水平，下肢稍向下坠。

## 二、开放肺手术或食管手术侧卧位

开放手术的侧卧位与胸腔镜手术大致相同，但无须将右上肢固定于头枕处，而是向患者前上方自然伸直置于托手架固定,双手呈环抱状(图 3-6-3)。

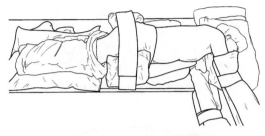

图 3-6-3　开放手术的侧卧

## 三、胸、腹腔镜联合食管手术体位

### (一)胸部体位摆放步骤

微创食管癌手术胸部体位摆放流程与开放手术大致相似。但在翻转体位时,将患者由平卧沿身体轴线反转为前倾 45°的半俯卧位(图 3-6-4、图 3-6-5)。

### (二)腹部体位摆放步骤

1. 患者仰卧于手术台,双上肢置于身体两侧并妥善固定。

2. 若术者选择在患者身体右侧操作,则患者双腿并拢,束缚带固定于患者髋部后将手术台调整至头高足低位,并适当向术者一侧倾斜(图 3-6-6)。若术者选择在患者足侧操作,则将患者双腿分开约 60°并妥善固定,手术台只需调整至头高足低位,无须倾斜(图 3-6-7)。

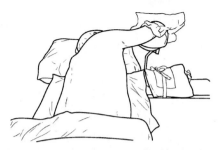

图 3-6-4 微创食管癌手术胸部体位(竖)

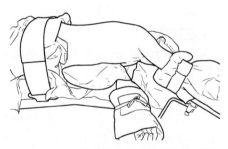

图 3-6-5 微创食管癌手术胸部体位(横)

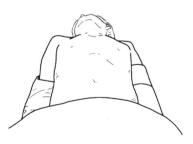

图 3-6-6 腹部体位1

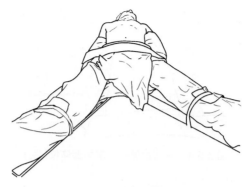

图 3-6-7 腹部体位 2

## （三）注意事项

1. 胸部体位需注意患者左上肢受压情况。右上肢前伸后高度不能高于躯干平面，以避免影响器械使用。

2. "三切口"的经上腹右胸食管癌根治术（McKeown 手术）需将患者的肩部用厚度适中的布类或软垫垫高，形成高肩仰卧位，并将患者头偏向右侧，尽量显露左侧颈部（图 3-6-8）。

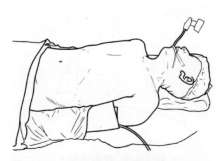

图 3-6-8 经上腹右胸食管癌根治术体位

3．分腿仰卧位时需评估双侧髋关节功能状态。

# 四、胸腔镜前纵隔手术斜仰卧位

## （一）体位摆放步骤

1．患者脱去上衣，平卧于手术台。

2．放置头枕。

3．在手术部位一侧沿手术床纵轴平行垫胸垫，使术侧胸部垫高约45°。

4．健侧手臂外展置于托手板上，术侧手臂用棉垫保护后屈肘呈功能位固定于麻醉头架上；患侧下肢用大软枕支撑，健侧大腿上端用挡板固定。最后在患者髋部覆盖棉垫后再使用束缚带固定患者（图3-6-9）。

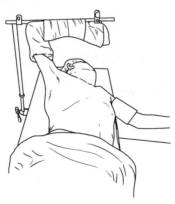

图3-6-9　胸腔镜前纵隔手术斜仰卧位

## （二）注意事项

1．患侧上肢必须包好，避免肢体直接接触麻醉头架,导致电烧伤。

2. 手指外露以观察血运。

3. 避免肘关节过度屈曲或上举,防止损伤桡神经、尺神经。

## 五、胸腔镜经剑突下入路的仰卧位

### (一)体位摆放步骤

胸腔镜剑突下入路体位与食管癌腹部手术时的分腿仰卧大致相同,区别在于腰背部需要另外垫高,使其剑突部位隆起高于胸部及腹部,以获得在剑突下手术所需的足够空间。

### (二)注意事项

患者骶尾部需超出手术床背板与腿板折叠处约 5cm。既保证对患者躯干足够的支撑,又避免主刀距离手术操作区太远。

## 六、经胸骨正中手术的仰卧位

### (一)体位摆放步骤

1. 患者脱去上衣,平卧于手术台。

2. 放置头枕,使头和颈椎处于水平中立位置。

3. 双上肢可外展置于托手板上,亦可摆放于患者身体两侧后用布单固定。距离膝关节上或下5cm 处及髋部用约束带固定患者(图 3-6-10)。

### (二)注意事项

1. 根据需要在骨突处垫保护垫,以防局部组织受压。

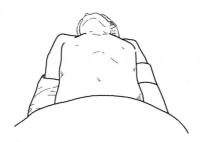

**图 3-6-10　经胸骨正中手术的仰卧位**

2. 上肢固定不宜过紧，预防骨筋膜隔室综合征。当外展双上肢时，掌心面向上，远端关节略高于近端关节，有利于上肢肌肉韧带放松和静脉回流。

3. 肩关节外展不超过 90°，颈部避免过度扭曲，以防止损伤臂丛神经。

（徐昱扬　朱道珺）

# 第四章

# 神经外科专业操作技能

## 第一节　腰椎穿刺持续引流术

【适应证】

1. 蛛网膜下腔出血或脑室内出血引流血性脑脊液。

2. 治疗和预防脑脊液漏。

3. 降低颅内压以减少术中脑牵拉,增加病变暴露。

4. 治疗颅内感染。

5. 治疗脑积水。

【禁忌证】

1. 幕上和幕下存在压力不平衡(如幕上有颅内高压)。

2. 非交通性脑积水。

3. 腰椎穿刺部位有感染。

4. 凝血障碍疾病或患者在服用抗凝血药。

5. 有脊髓栓系综合征的儿童。

6. 未行动脉瘤栓塞或夹闭的自发性蛛网膜下腔出血者,在进行腰大池穿刺时,脑脊液瞬间释放,颅内压力梯度增加极易致动脉瘤破裂再出血。

**【操作步骤】**

1. 体位

(1)侧卧位:患者侧卧,头颈部和两膝尽量屈向胸部,腰背部向后弓,呈 C 形。这种屈曲位使腰部屈曲,棘突间的椎间隙变宽,利于腰椎穿刺针进入鞘膜囊内。

(2)坐位:患者坐在床的一边,头和肩部趴在垫有枕头的床边高脚凳上。这种体位有助于给过度肥胖或脊柱侧凸的患者做腰椎穿刺。坐位常伴有人为颅内压升高因素。故测量初始压力时,患者必须处于侧卧位。

2. 选择穿刺点 确定两髂嵴之间的连线,在腰部中间触摸到棘突。位于髂嵴连线水平的棘突通常是 $L_4$,双侧髂后上棘连线正对 $L_{3\sim4}$ 椎间隙(图4-1-1)。

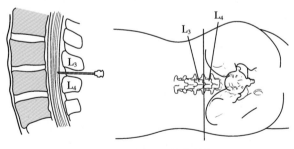

**图 4-1-1 腰椎穿刺穿刺点**

3. 消毒铺巾 范围以穿刺点为中心向外15cm(图 4-1-2),戴无菌手套后铺无菌洞巾,无菌巾的上缘要超过髂嵴(图 4-1-3)。

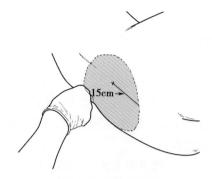

图 4-1-2　穿刺点消毒

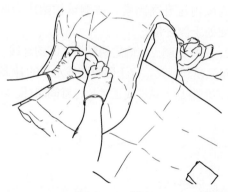

图 4-1-3　铺巾

4. 麻醉　用 5ml 空针抽取 1% 的利多卡因，在穿刺点向腰背筋膜注射利多卡因。使用针头注射成皮丘（麻醉神经丰富的真皮浅层），然后边抽吸边注射麻醉药，逐层麻醉，直到整个麻醉针完全没入皮肤（图 4-1-4）（这也是试穿刺，如果麻醉针都无法进入，说明穿刺点选择有误，需要重新定位）。

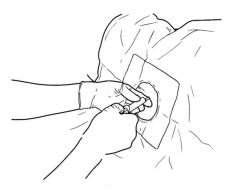

图 4-1-4　麻醉

5. 穿刺

（1）穿刺针芯处于锁定位以防止将表皮细胞带入深部组织内,引起医源性表皮样肿瘤。

（2）穿刺针略向头侧方向穿刺（约 15°）,把肚脐作为假想穿刺的靶点,所以针道大约平行于棘突（图 4-1-5）。

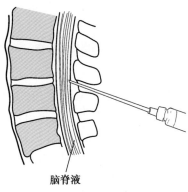

脑脊液

图 4-1-5　腰椎穿刺进针方向

（3）穿刺针斜面平行于脊柱，以减少对黄韧带和硬脊膜的损伤，降低腰椎穿刺后头痛和脑脊液漏发生率。

（4）向深部进针时，保持针道在中线位置。进针过程将遇到轻微的阻力，然后有一种突破感，这表明已穿过黄韧带进入鞘膜囊内。

（5）抽出针芯，检查有无脑脊液（cerebrospinal fluid, CSF）流出（图 4-1-6）。如果无 CSF 流出，放回针芯，再进针少许或旋转针套。

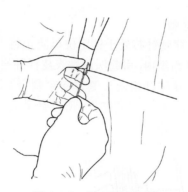

图 4-1-6　抽出针芯检查

6. 置管　缓慢拔出穿刺针芯后，取腰大池引流管从针套置入（图 4-1-7）。如果引流管不能顺利进入硬膜囊，原因可能如下：针尖刺入太深，引流管抵住了椎体后缘无法前进，可将针套稍向外退出；或者，穿刺针的角度不理想，可以退出穿刺针并调整角度。置入深度以 10～15cm 为宜。

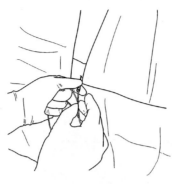

图 4-1-7 置管

7. 固定引流管 待观察到脑脊液从引流管末端流出后,一手固定引流管,另一只手缓慢拔出针套,防止针套把引流管带出。然后取缝针和缝线借助引流包里的硅胶卡子把引流管缝合固定在皮肤上(图 4-1-8),并消毒穿刺区,盖上无菌敷料并用医用胶带固定敷料。将引流管沿脊柱头侧固定,直至肩胛以上。然后接三通和外引流袋(图 4-1-9)。

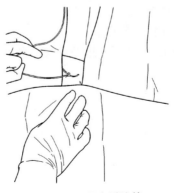

图 4-1-8 固定引流管

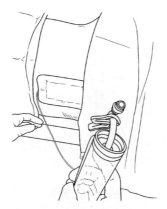

**图 4-1-9　接三通和外引流袋**

8. 交代注意事项　向患者、家属和医师交代注意事项：①注意患者体位和引流袋高度，绝对卧床，但可以左右翻身；②变动体位时，可以暂时夹闭引流管，变动后引流袋高度要随之调整，以避免脑脊液引流急剧增多而诱发颅内出血；③积极消除颅内压急剧变化的因素，如控制咳嗽和保持大小便通畅等。

**【观察指标、要点】**

1. 密切观察引流量及速度，避免过度引流继发枕骨大孔疝和颅内出血，引流量控制在每日230~350ml 为宜。

2. 每天观察脑脊液性状和颜色、有无沉淀，密切观察生命体征，有无头痛、呕吐及肢体活动障碍、颈阻抗阳性等。

3. 避免堵管。当引流不畅时，找出原因，积极处理，必要时可以用生理盐水冲管。穿刺皮肤保持干燥,每2～3天换药一次。

**【拔管指征】**

腰大池引流拔管指征与引流目的有关。一般置管时间为3～7天,最多不超过14天,否则应改为脑室-腹腔分流术或其他治疗。

**【拔管步骤】**

1. 向患者和家属交代操作目的获得配合。

2. 协助患者取侧卧位,解开穿刺区敷料后,消毒穿刺区。

3. 用拆线剪剪断引流管固定线,然后用镊子夹住引流管缓慢拔出,并用缝线对穿刺窦道缝合1～2针后,无菌敷料覆盖穿刺点。

**【拔管后观察指标】**

1. 检查引流管是否完整。

2. 观察患者意识状态,有无头痛、呼吸困难等。

3. 拔管后并发症包括引流口渗液、皮下出血等。

(兰志刚 朱道珺)

## 第二节 侧脑室钻孔引流术

**【适应证】**

因各种原因导致的脑积水,引起严重颅内高压,病情危重,甚至可能或已经发生脑疝或昏迷的患者,行侧脑室钻孔引流术,引流脑脊液,缓解颅内压,抢救生命。

1. 有脑室内出血的患者，可行侧脑室钻孔，引流血性脑脊液，降低颅内压，防止脑室系统阻塞。

2. 因各种原因需要行有创颅内压检测的患者，可行侧脑室钻孔，置入脑室内颅内压检测探头，同时可根据颅内压引流脑脊液。

3. 开颅术中为降低颅内压，便于手术区域的显露，可行脑室穿刺，引流脑脊液。

【禁忌证】

1. 明显的凝血功能障碍，可能增加穿刺道出血的风险。

2. 脑血管畸形累及脑室附近，穿刺可能引起出血。

3. 硬膜下积脓或穿刺道可能途径脑实质脓肿的患者，脑室穿刺可能使感染向脑内扩散，有脓肿破入脑室的危险。

4. 弥漫性脑肿胀患者，脑室受压缩小，难以穿刺成功，且这种情况下引流脑脊液难以缓解脑肿胀导致的颅内高压。

【操作步骤】

1. 确定穿刺部位 根据侧脑室解剖特征，常用的穿刺部位有以下三种。

（1）侧脑室额角穿刺：穿刺点在冠状缝前和中线旁各 2.5cm，穿刺方向与矢状面平行，对准两侧外耳道假想连线，深度一般不超过 5cm（图 4-2-1）。

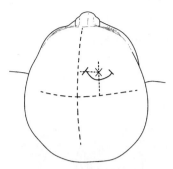

**图 4-2-1　侧脑室额角穿刺点**
纵向虚线为中线，横向虚线为冠状缝。
交叉标记穿刺点，弧形实线标记切口。

（2）侧脑室枕角穿刺：穿刺点在枕外隆凸上
5～6cm，中线旁 3cm，穿刺方向对准同侧眉弓外
端，深度不超过 5～6cm（图 4-2-2）。

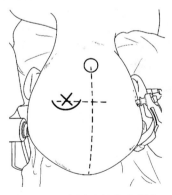

**图 4-2-2　侧脑室枕角穿刺点**
纵向虚线为中线。圆圈标记枕外隆凸，
交叉标记穿刺点，弧形实线标记切口。

（3）侧脑室三角区穿刺：穿刺点在外耳道上方和后方各 4cm 处，垂直进针，深度 4～5cm（图 4-2-3）。

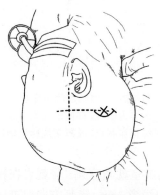

**图 4-2-3　侧脑室三角区穿刺点**

纵向虚线标记外耳道上方 4cm，横向虚线标记外耳道后方 4cm。交叉标记穿刺点，弧形实线标记切口。

2. 术前准备　备皮，剃除穿刺切口周围 3cm 头发。除急诊外，术前应禁食 6 小时。脑室穿刺隧道需经过脑实质，一般用全身麻醉。体位选择侧卧位，将穿刺点暴露在上。

3. 切口设计及消毒铺巾　一般以选定的穿刺点为中心做头皮直切口，长度约 3cm。对儿童及体弱老年患者，为降低术后切口脑脊液漏风险，可以穿刺点为中心设计小弧形切口，以使颅骨钻孔点能被正常头皮覆盖。若钻孔引流术后还将有再次手术计划，可根据下次手术的入路设计钻孔切口。消毒范围以切口为中心向外 15cm，常规神经外科手术铺巾。

4．手术步骤

（1）全层切开头皮及骨膜，用骨膜剥离器向两侧分离后，以乳突牵开器撑开。以手摇钻或高速磨钻做颅骨钻孔。以骨蜡封闭颅骨板障出血。

（2）双极电凝烧灼硬脑膜，对于硬脑膜及颅骨间的渗血，可用少量明胶填塞止血，应避免硬脑膜大量剥离。以尖刀片"十"字形切开硬脑膜，双极烧灼扩大切口缘。

（3）电凝大脑皮质表面，弹簧剪剪开软脑膜，以脑室穿刺针或带芯引流管按预订方向缓慢穿刺入侧脑室。针头或引流管穿过脑室壁时可感到阻力明显减小，拔出针芯可见脑脊液流出。此时注意记录引流管深度，用脑膜镊夹住引流管固定在骨孔缘，可避免引流管移位及脑脊液快速、过度引流。

（4）于头皮切口外侧穿刺皮肤，使引流管于皮下潜行 3cm 后，将引流管远端引出皮肤，以丝线固定于头皮。

（5）冲洗创面，以小块明胶填塞骨孔缺损，间断缝合帽状腱膜和皮肤切口，注意避免缝合时误缝引流管，导致拔管困难。

（6）敷料覆盖切口，引流管接无菌闭式脑室引流袋，关闭引流阀门，避免患者转运过程中过度引流。

5．术后交代注意事项　向患者及家属交代引流注意事项，具体包括：①保持引流管通畅；

②避免牵拉引流管导致脱出；③患者术后应取平卧位，根据临床需要调整引流瓶与头部的落差，防止过度引流。

【观察指标、要点】

1．术后应密切观察患者生命体征和颅内压情况。

2．注意保持引流系统通畅，观察是否连接正确、引流管是否有打折或堵塞情况等。

3．注意记录引流液量和性质，控制引流速度。

4．定期换药，保证引流系统无菌。

（伍　聪　朱道珺）

## 第三节　幕上开颅、关颅术

【适应证】

1．需要开颅手术切除的幕上各类肿瘤。

2．各种需开颅手术治疗的幕上颅脑损伤及其并发症和后遗症，如各型颅内血肿、开放性颅脑损伤、脑脊液漏、创伤后感染等。

3．幕上各种脑血管疾病，如颅内动脉瘤、脑动静脉畸形、动静脉瘘、海绵状血管瘤、烟雾病、大面积脑梗死等。

4．幕上有占位效应的感染或炎症性疾病，如脑脓肿、炎性肉芽肿、寄生虫病等。

5．某些先天性疾病，如脑膜脑膨出、狭颅症等。

6. 各种需开颅手术治疗的癫痫等。

【禁忌证】

1. 患者全身情况不能耐受麻醉或手术,如严重心、肺、肝、肾功能障碍,休克、严重水电解质紊乱、严重贫血或营养不良者。

2. 有严重凝血功能障碍或血小板减低,包括使用抗凝血药或抗血小板药物的患者。

3. 处于感染急性期,头部软组织或邻近组织感染(手术目标为治疗感染者除外)。

4. 不可逆的脑干功能衰竭(脑死亡)。

【术前准备】

1. 完善必要的术前检查　包括头部增强 MRI、磁共振血管成像(magnetic resonance angiography,MRA)、磁共振静脉成像(magnetic resonance venography,MRV)、计算机体层血管成像(computed tomography angiography,CTA)、数字减影血管造影(digital subtraction angiography,DSA)和颅底/颅骨 CT 等影像学检查。邻近视路的患者应完善双眼视力、视野检查。

2. 手术入路　根据确切的病变定位,选择合适的手术入路。

3. 皮肤准备　手术前 1 天先用肥皂或氯己定洗净头部,长发患者可根据手术切口编发。手术当日在手术室行局部乙醇脱脂后备皮。

4. 术前用药　垂体腺瘤、颅咽管瘤、下丘脑或蝶鞍区邻近手术部位的患者,术前根据患者一般情况和激素检查结果,应给予必要的激素替代。

## 【操作步骤】

### (一) 开颅

1. 体位和头位　幕上开颅术时患者可采用四种不同的体位：仰卧位、侧卧位、俯卧位、侧俯卧位。颅内静脉无静脉瓣，颅内静脉压高低主要取决于头部与右心房之间的相对高度和基础脑静脉压。适当的体位和头位有利于静脉回流，减少术区出血并降低颅内压。头位过高可造成静脉负压，易形成气栓；头位过低则可造成术中出血增加。头部旋转和伸屈的角度也非常重要，充分利用重力使脑组织移位，同时也要考虑合理的手术显微镜视角，以利于手术显露。

2. 切口　幕上开颅术切口种类很多。选择切口时应考虑如下方面：充分显露病变区域；利于手术操作；利于保护颅内重要结构；保证头皮的血供；切口美观和隐蔽（图 4-3-1）。

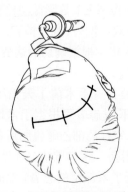

图 4-3-1　切口（以额外侧入路为例）

3. 皮肤切开和止血　先用浓度为 1 : 200 000 稀释后的肾上腺素水进行皮内和皮下注射。沿切口线两侧相对铺上干纱布块，助手和主刀医师以手指前端紧按切口线两侧，压迫止血。沿切口线将头皮切开，切开深度为表皮至帽状腱膜层，切开长度不超过手指能按压止血的宽度，头皮切口缘置入头皮夹止血或以止血钳每隔 1cm 夹住帽状腱膜向外翻转止血。整个皮瓣可分数段切开。

4. 皮瓣成形　根据不同切口区域采用骨膜下、筋膜间或筋膜下分离技术，直至皮瓣基底部（图 4-3-2）。

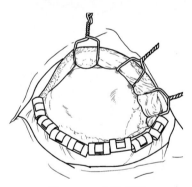

图 4-3-2　皮瓣成形

5. 颅骨钻孔与骨瓣形成　根据手术区域的实际情况选择颅骨钻孔位置，需要考量重要脑功能区、静脉窦、颅底骨质显露、引流管安放等因素。颅骨钻孔时钻头应与颅骨面垂直，避免钻头发生弹跳，避免损伤硬脑膜。根据显露所需范围用铣刀连接各骨孔形成骨瓣。剥离子剥离骨瓣内板与硬膜粘连，翻开骨瓣。彻底冲洗术区的骨屑。若术中开放额窦或乳突，应予以妥善封闭，避免术后脑脊液漏（图4-3-3、图4-3-4）。

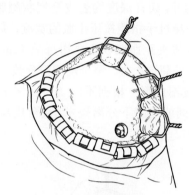

图4-3-3　颅骨钻孔

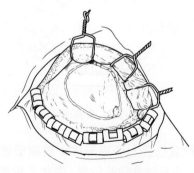

图4-3-4　骨瓣成形

6. 硬脑膜外止血　悬吊硬膜边缘于骨膜或颅骨上，避免术区以外形成硬膜外血肿。硬脑膜外应彻底止血。板障出血可用骨蜡予以封闭,小的渗血点以脑棉片压迫止血;大的出血点用双极电凝止血;蛛网膜颗粒或矢状窦出血,可用吸收性明胶海绵加脑棉片压迫止血;骨窗缘以外的出血,可填以吸收性明胶海绵,并将硬脑膜外层与骨膜或骨缘打孔缝合悬吊止血。颅外创面及颅骨瓣均应以湿纱布覆盖,避免干燥(图4-3-5)。

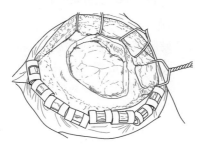

**图 4-3-5　显露硬脑膜**

7. 硬脑膜切开　观察硬脑膜表面有无病变,若硬脑膜张力很高,应尽量减低压力后再切开,方法包括输注脱水剂、过度换气、切开小口释放硬脑膜下血肿或积液、穿刺侧脑室释放脑脊液或术前安置腰大池持续引流管等。用尖刀片轻轻挑开硬脑膜,然后再用蚊氏止血钳提起硬脑膜切缘,脑膜剪刀口平行于硬脑膜方向伸入硬脑膜下扩大剪开硬脑膜,应避免损伤下方的脑组织和引流静脉。术中根据不同手术入路和显露的需要,采用不同硬脑膜切开方式,常用的包括 U 形、X 形和 T 形切开(图4-3-6)。

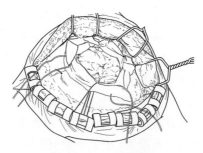

图 4-3-6 打开硬脑膜

## （二）关颅

1. 缝合硬脑膜 关闭硬脑膜前，将血压升至正常水平。反复冲洗证实无出血，清点确认棉片数量后方可缝合硬脑膜。硬脑膜建议做连续水密缝合，硬脑膜切口下方可垫上脑棉片，以保护下方的脑组织。可用人工硬脑膜或自体筋膜修补硬脑膜缺损。留术区最高点作为硬脑膜缝合的最后一针，反复冲洗硬脑膜内确认无活动性出血后用生理盐水妥善排尽空气，关闭硬脑膜切口，这样有助于恢复正常颅内压，避免术后颅内低压。若关颅时颅内压高，需做硬脑膜减张缝合（图 4-3-7）。

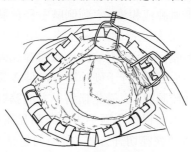

图 4-3-7 缝合硬脑膜

2. 骨瓣复位　硬脑膜外彻底止血后，采用可吸收颅骨锁、钛钉、钛条或钛网等内固定材料固定骨瓣。若颅内压力高，可根据情况行去骨瓣减压术，择期再行颅骨修补术（图4-3-8）。

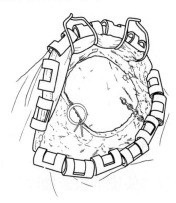

**图 4-3-8　复位骨瓣**

3. 关闭切口　安置皮下引流管于术区低位，并妥善固定。间断缝合颞肌和筋膜。逐个去除切口两侧的头皮夹，对明显的动脉性出血予以电凝止血，其余出血尽量少用电凝，以免影响头皮愈合。间断或连续缝合帽状腱膜。切口再次消毒后间断缝合头皮。无菌敷料包扎固定。

【观察指标、要点】

1. 开颅术后应严密观察患者的意识、瞳孔、血压、脉搏、呼吸、体温变化，根据病情需要每15分钟至1小时观察1次。如患者长时间不清醒或者清醒后又逐渐恶化，出现库欣反应、瞳孔不等大，应立即急诊复查头部CT，排除术后颅内出血。

2．体位。麻醉未清醒前应仰卧或侧卧，清醒后应予床头抬高 20°～30°以利于头部静脉回流，减少颈部扭转，减轻颅内压。应定时翻身，避免坠积性肺炎和压疮。

3．鞍区及鞍上区域术后患者须记录每小时及 24 小时尿量，如果每小时尿量超过 400ml 或连续 2 小时超过 300ml 应控制尿量。经鼻鞍区占位术后需密切观察患者视力变化，若出现视力下降，应立即急诊复查头部 CT，排除术区出血导致的视神经受压。

（昝　昕　朱道珺）

## 第四节　头皮下积液抽吸加压术

**【适应证】**

头皮下积液抽吸加压术的适应证为各种原因导致的头皮下积液（积血），主要包括以下方面。

1．外伤

（1）皮内血肿：较多见，主要表现为头皮肿块，俗称"头皮鼓包"，扪之肿块较硬，轻度压痛，周围肿胀，有时中央可扪及波动，易误诊为凹陷性骨折。

（2）帽状腱膜下血肿：较多见，出血量较大，血肿往往波及较大范围，扪之肿块软而有波动。需穿刺加压包扎。

（3）颅骨骨膜下血肿：血肿局限在某块颅骨骨缝的范围内，一般肿块较小，较固定。直径<5cm，可自然吸收，如突起高度超过 2cm，也可穿刺抽吸后加压包扎；直径>5cm，且高度>2cm，需要穿刺抽吸加压包扎。

2. 产伤

（1）可见于自然分娩的新生儿。

（2）更多见于使用胎头负压吸引或产钳助产造成骨膜下血管破裂出血者。新生儿出生后 15 天内无明显吸收者，可考虑穿刺抽血；若血肿已骨化变硬者应该考虑手术治疗。

3. 头皮下感染积脓。

4. 开颅术后脑脊液流入皮下导致积液。

【禁忌证】

无绝对禁忌证，其相对禁忌证包括：①各种原因所致的凝血功能异常；②局部伴有骨折，加压包扎可能导致积血深入颅内造成硬膜外出血。

【操作步骤】

1. 确定穿刺部位　取积液（积血）皮肤隆起最高点为穿刺点（图 4-4-1）。

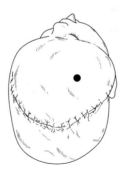

图 4-4-1　穿刺点

2.消毒铺巾　消毒范围以穿刺点为中心向外15cm，术者戴无菌手套后铺无菌洞巾。

3.麻醉　并非必须。如患者对疼痛较敏感，可用利多卡因进行局部浸润麻醉，包括皮肤、皮下层。

4.穿刺　以20ml注射器，与穿刺点头皮切面成45°角，刺入皮下积液腔隙，感觉到落空感后，回抽注射器，可见积液抽出，皮肤塌陷、张力下降。在积液腔内可转换不同角度，多次抽吸，直到皮肤与颅骨贴合满意。撤出注射器，将积血注入医疗垃圾桶，注射器置入锐器盒（图4-4-2）。

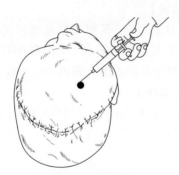

**图4-4-2　穿刺**

5.包扎　以多层无菌纱布覆盖皮下积液部位，以绷带或弹力胶带适当加压包扎，松紧以纱布下能深入成人一指为宜（图4-4-3）。

6.向患者、家属及主管医师交代引流注意事项　包括：①保持敷料干燥；②注意患者体温变化；③如有感染症状，可使用抗生素。

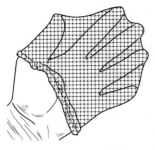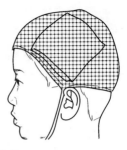

图 4-4-3　包扎

【观察指标、要点】

1. 伤口敷料是否干燥固定。

2. 患者有无感染征象。

3. 去除敷料后，观察有无积液（积血）复发。

（李　强　朱道珺）

# 第五章

# 泌尿外科专业操作技能

## 第一节　膀胱尿道镜检查

### 【适应证】

膀胱尿道镜检查是将膀胱镜经尿道插入膀胱以诊断和治疗膀胱、尿道病变及一些上尿路疾病的内镜操作，其适应证主要包括以下方面。

1. 不明原因的血尿，明确其出血部位和原因。

2. 诊断膀胱或尿道疾病，如肿瘤、异物、结石、畸形、尿路梗阻、膀胱瘘等。

3. 需经膀胱尿道镜进行治疗，如取异物、活检、肾盂内灌药等。

4. 需留置、更换或拔除输尿管支架管；逆行尿路造影前或盆腔手术前输尿管插管；收集肾盂尿或行乳糜尿的硝酸银肾盂内治疗。

5. 泌尿系统外疾病，通过镜检了解其对膀胱的侵犯程度。

6. 膀胱尿路上皮肿瘤行保留膀胱手术后定期复查。

**【禁忌证】**

1. 泌尿（生殖）系统急性炎症，如急性膀胱炎、急性尿道炎、急性前列腺炎等。

2. 尿道狭窄、尿道内结石、包茎，膀胱镜无法插入。

3. 膀胱容量过小，小于 50ml 时，存在膀胱穿孔风险。

4. 未控制的全身出血性疾病。

5. 妇女月经期。

6. 由于某些原因不能进行检查，或因体质、精神原因不能耐受检查。

7. 一周内应尽量避免重复膀胱镜检。

**【操作步骤】**

1. 器械准备　膀胱尿道镜、显示器、光源系统、表面润滑麻醉药、灌注装置等准备。

2. 患者体位　取膀胱截石位，患者仰卧、两髋屈曲外展，双腿置于固定支架上，臀部和检查台边缘平齐。

3. 局部消毒和铺巾　以尿道外口为中心，用碘附局部消毒（男性包皮过长者，应上翻包皮，暴露阴茎头，清洗消毒）。

4. 麻醉、润滑　将盐酸丁卡因胶浆缓慢挤入前尿道，沿尿道口往下推挤，局部润滑麻醉。

5. 插入膀胱尿道镜鞘　男性患者，术者以左手提起阴茎，右手持镜鞘及闭孔器，将镜鞘由尿道口缓慢放入尿道内，将镜鞘直送至尿道球膜部时稍有阻力。轻轻下压镜鞘，使之缓缓滑入膀胱

（女性患者，在辨认尿道口后，将镜鞘缓慢送入尿道）。进入膀胱后可见尿液外溢。

6. 安装内镜　镜鞘置入膀胱后，取出闭孔器，收集尿液，以测定残余尿量，并观察尿液的颜色及性状。轻柔置入内镜，固定好，调节焦距及白平衡。将生理盐水灌入膀胱，使之逐渐充盈，至膀胱黏膜褶皱变平时可停止灌入，一般灌入200～300ml即可（注意过多灌水会引起患者不适）。

7. 观察膀胱　缓慢退出内镜，直至膀胱颈缘，利用膀胱尿道镜的旋转、进退、角度变化及膀胱充盈变化进行观察，应系统全面、由深至浅地检查膀胱各区域，避免遗漏。膀胱三角区是膀胱尿道镜检最重要的检查部位，其次为两侧输尿管开口处（正常膀胱黏膜平整有光泽，呈粉红色，可清晰看到小血管走行，血管纹理清晰，膀胱三角区颜色较深，输尿管间嵴颜色较亮且隆起）。

8. 取出膀胱尿道镜　上述检查完毕后，取出内镜，排空尿液，将闭孔器放入镜鞘并锁定，沿置入膀胱尿道镜相反的方向退出镜鞘。

9. 术后处理　嘱患者多饮水，勤排尿，防止泌尿系感染。术后不常规应用抗生素。

【注意事项】

1. 操作前观察器械准备有无遗漏，各部件是否正确装配。

2. 镜鞘及闭孔器进入尿道时应顺应尿道生

理弯曲并配合拉直前尿道动作，置入遇到阻力时不要暴力推入，注意下压镜鞘，避免造成尿道损伤。

3．安装内镜后，应注意观察尿液颜色和性状、生理盐水灌注量和灌注速度。

4．检查膀胱时，应系统全面、由深至浅观察膀胱各区域黏膜形态、颜色、血管走行、纹理等，特别注意观察膀胱三角区和两侧输尿管开口处。

5．如需观察观察尿道，则选择 0°或 5°镜较为合适，膀胱窥察完毕后更换内镜的同时应排空膀胱，再行检查，以避免因持续灌水引起膀胱过度膨胀。检查可从膀胱颈部开始，在退镜过程中观察尿道，直至退出至尿道外口。检查尿道时，应注意观察尿道黏膜颜色、形态，尿道各部形态及尿道腔、尿道外括约肌形态。

（周　亮）

## 第二节　输尿管逆行插管

输尿管逆行插管是泌尿外科医师必须掌握的重要方法，亦是做输尿管镜前行输尿管扩张的基本技巧。一般要求能熟练地掌握双手插管技术，即右手做左侧输尿管插管，左手做右侧输尿管插管。

**【适应证】**

1．收集两侧肾盂尿行显微镜及细菌学检查。

2．测定两肾的分肾功能情况。

3．了解上尿路情况，有无梗阻、梗阻的位置及程度。

4．放置双 J 管引流。

【禁忌证】

1．未控制的全身出血性疾病患者。

2．体质虚弱，不能耐受麻醉者。

3．前列腺增生影响输尿管肾镜插入者。

4．下尿路肿瘤患者。

5．膀胱挛缩患者。

【操作步骤】

1．识别输尿管口 输尿管插管所用导管为临时应用，一般长约 50cm，3F～8F 号，每 1cm 有一刻度，5cm、10cm、15cm、20cm、25cm 处另有标记，分别为 1～5 条刻度标记。插输尿管导管前必须准确识别输尿管口。只有看清输尿管口才能进行插管，否则，盲目地试插可造成局部膀胱黏膜水肿出血，导致最后插管失败。

2．准备插管 看清输尿管口的部位及形状后，将输尿管导管通过膀胱镜的插管通道插入膀胱直至视野中可看到导管尖端。移动镜体使之与输尿管行径的方向平行，将管口置于视野的中央，并使导管尖端贴近输尿管口，开始插管（图 5-2-1）。

3．插管 一手控制调节杆，另一手捏住导管向内推进，一般都能顺利插入。注意调节杆只是在插放导管有困难时适当调动导管的方向，使之易于插进输尿管口,此时左、右手要配合好。切忌在镜体远离输尿管口的情况下完全靠调节杆改变导管的方向来进行插管。当导管进入输尿管内后,应立即将调节杆复位,以免损伤膀胱黏膜(图 5-2-2)。

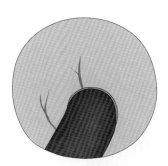

图 5-2-1　识别输尿管口

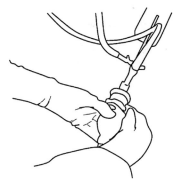

图 5-2-2　控制调节杆推进

4．导管位置的识别 在慢慢插入导管过程中，根据导管上的刻度可知导管达到的部位。对于成年人，导管尖端到达肾盂，一般需插入 25～27cm，此时导管末端有尿液滴出。若无尿液流出，可向导管内注入少量无菌水，使之通畅。此外，导管插入不宜过深，以免引起肾盂输尿管损伤（图 5-2-3）。

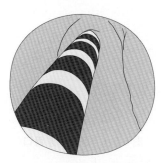

**图 5-2-3 根据刻度插管**

5．取出镜体 将膀胱内液体排空，将膀胱镜置于正中位置，一手固定镜体，另一手将输尿管导管慢慢送入至橡皮帽的小孔处，然后打开镜鞘的固定环，将内镜拔出少许，用手从内镜间隔两侧将导管末端取出固定，接着小心取出内镜。再向外退出镜鞘，同时向镜鞘内送导管，其长度尽可能与退出一致，使导管插入的深度未变。当膀胱镜全部退出尿道时，应立即用左手在尿道以外固定导管，移开膀胱镜，保留输尿管导管做进一步的检查和操作（图 5-2-4）。

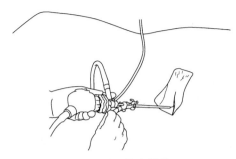

图 5-2-4　取出镜体

（邱　实　钟　玲）

## 第三节　尿道扩张术

【适应证】

用于各种原因引起的尿道狭窄，从而恢复患者的正常排尿。

【禁忌证】

1. 急性尿道炎、急性前列腺炎或尿路感染十分严重（如尿道口流出大量脓性分泌物或尿常规提示合并脓细胞时）。

2. 病史提示尿道损伤，忌行尿道扩张术，以免加重损伤，或者形成假道、出血，甚至引起患者休克等。

3. 疑有尿道肿瘤者。

【操作步骤】

1. 体位　患者体位可为截石位或仰卧位。

2. 消毒铺巾　消毒范围以阴茎为中心向外

15cm，术者戴无菌手套后铺无菌洞巾。

3．麻醉 以利多卡因胶浆进行局部润滑麻醉，一般2支，注意注入利多卡因胶浆后用手压迫尿道，避免胶浆流出。

4．置入尿道扩张探子。

5．一般从16F开始，扩张时注意男性尿道的三个弯曲，避免暴力进入，以免造成损伤。扩张时尿道扩张探子逐渐增加，一般扩张至22F即可。

**【注意事项】**

尿道扩张的患者多为门诊患者，扩张结束后应向患者、家属交代注意事项，具体包括：①如扩张尿道后出现寒战、高热，需立即就医；②如出现尿液为洗肉水样颜色，请多饮水；如尿液颜色进行性变红，请及时就医。

（邓 实）

# 第四节 包皮环切术

包皮环切术是治疗包茎或包皮过长的主要手术方法，是男性外科开展最早的手术之一。

**【适应证】**

1．包茎或包皮过长，反复发生包皮、阴茎头炎且急性感染已控制。

2．包皮过长，包皮外口狭小虽能翻转，但易造成嵌顿。

3．有嵌顿包茎史，经整复术后炎症水肿已消除,感染已控制。

4. 因包皮阴茎头炎症导致的继发性包茎。

5. 包皮良性肿瘤及合并包皮新生物等病变可同时切除。

**【禁忌证】**

1. 急性包皮炎,阴茎头感染。

2. 阴茎发育异常,如隐匿性阴茎、先天性尿道下裂、蹼状阴茎。

3. 凝血功能障碍、严重营养不良等系统性疾病。

4. 3岁以下小儿包皮过长或包茎。

**【术前准备】**

1. 术前进行全血细胞分析、凝血常规检查,以排除包括血液系统疾病在内的部分手术禁忌证。

2. 清洗外阴部及包皮囊,包皮过长者应翻转包皮洗净,尽可能完全清除包皮垢。因包茎等原因致使包皮无法翻转者,可将1:5 000高锰酸钾溶液或呋喃西林用钝针头或小塑料管插入包皮囊进行清洗。

3. 术前常规备皮剃除患者阴毛。

4. 需采用基础静脉麻醉者术前禁食禁饮6小时。

5. 糖尿病患者需术前药物控制血糖。

**【操作步骤】**

1. 传统包皮环切术

(1)取平卧位,常规消毒铺巾,采取阴茎根部阻滞麻醉。

(2) 包皮口狭窄与包皮粘连的处理：术前尝试手法上翻包皮，如遇包皮口过紧导致上翻失败，则可先选用蚊式血管钳于包皮口最狭窄处进行扩大，直至阴茎头及冠状沟可以完全显露，包皮上翻自如为最佳；如有包皮内板与阴茎头膜性粘连，术者可左手持碘附纱布裹住阴茎头，右手持碘附棉球，持续轻度用力分离粘连至阴茎头和冠状沟完全显露。操作中应注意清除包皮垢并再次消毒。

(3) 包皮的牵引与固定：自然状态时，各使用两把血管钳分别钳夹于包皮口背侧、腹侧。

(4) 包皮的纵向剪开：术者与助手各轻提一把背侧正中血管钳并保持轻度张力，使用组织剪沿两把血管钳间隙纵向切开包皮至冠状沟 0.5～0.8cm；同法剪开腹侧包皮至系带，切口终点应保留较背侧长 0.2～0.3cm 包皮，切勿伤及系带及系带下血管。

(5) 包皮环切：助手应轻提左侧两把血管钳并保持适当张力，术者持剪刀自包皮背侧至包皮腹侧，沿冠状沟等距离完全切除左侧包皮；同法切除右侧全部包皮。

(6) 结扎与止血：切除两侧包皮后，助手可将包皮向阴茎根部迅速推压，显露创面出血点，及时使用血管钳固定出血点并使用 1-0 细丝线结扎出血点。

(7) 切口缝合：将包皮往阴茎头方向回推，将包皮内、外板对合整齐，使用 1 号丝线按背、腹侧正中切缘、左右侧切缘的顺序依次缝合，并保留各自尾线做牵引线，两牵引线中间加缝 1～2 针，打结并剪短缝线。

（8）切口的包扎：凡士林纱布或碘附纱布 1 条，折叠并环绕包皮切口，用预留的 4 针尾线结扎固定，并使用弹性绷带或普通纱布包扎，确保阴茎头外露后，使用胶布固定。包扎时使用碘附纱布可以取得较好的预防感染效果，外露阴茎头时需注意纱布包扎不能太紧而影响血供。若需加压止血，则患者在术后应留观 30 分钟，在确定无出血后适当调整绷带压力，避免阴茎头缺血。

2. 使用新型一次性包皮环切吻合器的包皮环切术　禁忌证：包皮、阴茎畸形，包皮与阴茎头之间粘连广泛且紧密者；未得到控制的包皮、阴茎头广泛感染、水肿者；考虑阴茎恶性肿瘤者；系统性疾病者（凝血功能障碍、低蛋白血症等）；阴茎头过大超出吻合器规格者。

一次性包皮环切吻合器结构见图 5-4-1。

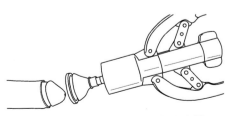

**图 5-4-1　一次性包皮环切吻合器**

（1）环切吻合器型号的选择：采用专用的测量尺对患者阴茎头部进行测量，测量时将阴茎套入对应且匹配的测量孔洞，以小孔者优先，并选用对应型号的吻合器。

（2）患者取平卧位，消毒，铺洞巾，并进行阴茎根部神经阻滞麻醉。

（3）术前尝试手法上翻包皮，如遇包皮口过紧导致上翻失败，则可先选用蚊式血管钳于包皮口最狭窄处进行扩大，直至阴茎头及冠状沟可以完全显露，包皮上翻自如为最佳；包茎者，可做包皮口剪开，以便放入阴茎头罩。如有包皮内板与阴茎头膜性粘连，术者可左手持碘附纱布裹住阴茎头，右手持碘附棉球，持续轻度用力分离粘连至阴茎头和冠状沟完全显露。操作中应注意清除包皮垢并再次消毒。

（4）逆时针方向旋转包皮环切吻合器调节螺母，完整取出阴茎头罩。

（5）使用消毒橡皮圈在阴茎根部打结并用止血钳固定，可在术中起到较好的止血作用。

（6）自然状态时，使用三把止血钳分别于包皮腹侧系带延伸处偏左或偏右 0.2cm，包皮口 2点、10 点位置处对包皮进行固定，术者与助手分别持一把、两把止血钳轻轻持续用力并牵引包皮，术者另一只手则将阴茎头罩放入包皮内并罩于阴茎头上，此处应注意整个罩与冠状沟所在平面一致，可适度倾斜阴茎头罩，在系带处多留一定包皮组织以避免损伤系带（图 5-4-2）。

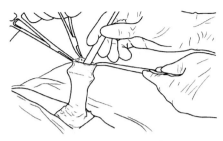

图 5-4-2 阴茎头罩的置放

（7）用一次性扎带将包皮固定在阴茎罩根部，使阴茎头罩弧面与包皮面完全贴合，以不留空气为佳（图 5-4-3），为达到较好手术效果，可使用空针对其中空气进行抽吸。

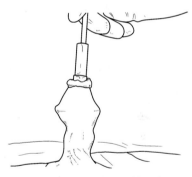

图 5-4-3 阴茎头罩的固定

（8）若包皮过长或患者为小儿，需先剪除扎带外的包皮以利于器械的安装。

（9）术者手握持阴茎，两指固定好阴茎头罩，将阴茎头罩插入器械中心直达器械尾部并固定，将调节螺母按顺时针方向收紧器械（图 5-4-4）。

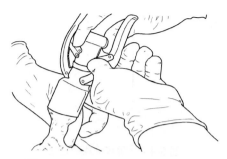

**图5-4-4 包皮环切吻合器械的固定**

（10）将器械体部保险去除，通过确认红色指示标志在刻度线范围内以保证旋转固定到位。

（11）双手握持吻合器手柄并快速击发，活动手柄须握紧到底并保持10～20秒，然后可松开手柄。

（12）逆时针旋转调节螺母4～5mm，按住螺母顶端并下压，将阴茎头罩与器械主体分离开。将吻合器主体连同阴茎头罩轻旋一同取出，过程中注意观察包皮切缘是否有出血点。

（13）移除器械，确认无出血点后，使用碘附纱布包裹，再使用弹力绷带适当加压固定避免血肿形成。患者术毕应留观20～30分钟，确认无出血及血肿形成后，适当松解弹力绷带（图5-4-5）。

**【注意事项】**

1. 手术注意事项

（1）术中注意事项：术中创面止血应彻底，避免术后切缘渗血或发生切口内血肿；包皮切除长度适中，一般以保留内板5～10mm为宜；包皮环

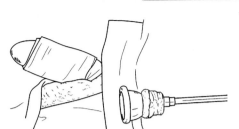

图 5-4-5　弹力绷带适当加压固定

切应使用可吸收线进行缝合,避免患者因拆线带来的二次疼痛;尤其注意保留系带长度,系带过短会引起勃起痛,而过长则影响美观,对患者造成心理伤害。

(2)术后注意事项:术后应避免剧烈运动至少2周,以免切口裂开出血;口服抗生素预防感染;术后每晚根据患者情况口服戊酸雌二醇等雌激素,减少夜间阴茎勃起导致切缘裂开出血或疼痛;尿液浸湿纱布须及时更换,保持伤口干燥。

2. 术后的常见并发症及处理

(1)出血:出血是包皮环切术常见的并发症之一,原发性出血主要为术中止血不彻底,表现为术后阴茎肿胀明显。较小的渗血可用纱布或弹力绷带压迫5～10分钟,加压包扎后门诊随访。较多出血或血肿形成时,需拆开出血点或血肿处缝线,进一步清除血肿。出血点可使用可吸收线或电凝止血,最后缝合切口并检查。血肿过大,手术无法完全清除时,可行血肿处开窗放置引流。

（2）包皮切除过多或过少：过度牵拉状态下切除包皮、电凝范围过大引起皮肤坏死、隐匿性阴茎等先天性畸形情况下行包皮环切术等均容易导致包皮切除过多，常导致勃起后阴茎皮肤紧张、性交痛、性交时系带断裂等。对此，如不影响性生活者可观察。有感染者或瘢痕者可局部使用皮质类固醇霜或氢化可的松加 1% 利多卡因注射软化。因包皮过短致阴茎形成较严重的弯曲或畸形，在勃起时伴有疼痛者，需行阴囊转皮瓣移植或下腹部皮肤移植。医师对包皮保留长度的经验不足常导致包皮切除过少，主要影响为剩余过多包皮覆盖阴茎头，若不影响性生活，可密切观察。如剩余包皮过长导致包茎或隐匿性阴茎，则需二次手术。研究表明，背侧皮肤切除 3.0～5.0cm，腹侧 1.0～3.0cm 为宜，包皮过长者可适当放宽要求。

（3）感染：包皮环切术感染较为常见且多为轻度感染。术前及术后应注意切口处保持清洁干燥，口服抗生素也可以有效预防。阴茎皮下血肿等及时引流，使用抗生素软膏外敷。若红肿明显应拆除缝线，清除脓性分泌物后使用 1:5 000 呋喃西林溶液、庆大霉素等抗生素溶液清洗伤口，并加强换药。

（4）包皮水肿：大部分患者会出现不同程度的包皮水肿，尤其是包皮系带。早期局部水肿，可将阴茎向上提起与躯干平行，用胶布在阴茎中段固定于下腹部皮肤上，采取阴茎头向上、垫高臀部等方式促进水肿的消退。水肿严重者,可用无菌针头在水肿处穿刺数个针眼,然后稍加压力挤出水肿液。注意包扎松紧适宜,必要时可使用活血化瘀药物,以利于阴茎水肿的消退。术后使用高渗盐水浸泡,每日2次,每次3～5分钟,也可有效减轻包皮水肿。

(5)阴茎坏死:发生率较低但常对阴茎带来毁灭性损害。重度包皮坏死,一旦发现应立即了解坏死的范围、深度、程度,用生理盐水清洗后剪除表面坏死组织,注意组织清除过多会导致出血和缺损进一步增加。在阴茎体足够的情况下,可考虑在良好的清创及抗感染后植皮,植皮应把握好时机提高植皮成功率。

(6)切口裂开:早期切口裂开常为切口局部裂开,间距较短;晚期切口裂开,常为性生活过早致切口裂开,切口常为环形全层裂开。如果切口裂开长度<2cm,宽度<1cm,经抗感染治疗后包皮可自行愈合。如包皮裂口较大可予以清创缝合并行抗感染治疗。

(7)痛性瘢痕或囊肿:阴茎头与阴茎之间有瘢痕时可导致勃起时疼痛,包皮垢植入包皮后,可产生包涵性囊肿、瘢痕,必要时可再次行手术切除。

(8)心理并发症:关于包皮环切术后是否会改变男性性生活持续时间目前学者意见不一。有学说认为,术后阴茎头暴露于外界,其表皮逐渐角化增厚,敏感度降低,从而延长了性交时间。

此外,改善患者心理障碍,能达到治疗早泄、延缓射精的目的。另外,术后外观不满意,也容易引起患者术后首次性交失败,引起心因性勃起功能障碍,这要求外科医师做到术前充分准备、术中更加精细的操作和术后精细护理以减少相关问题。此外,一次性包皮环切吻合器切口更加美观,减少了因为术者经验原因对于切口美观程度的影响,可有效解决上述问题。

(曹德宏 钟 玲)

## 第五节 耻骨上膀胱造瘘术

【适应证】

各种原因所致的急性尿潴留,主要包括以下方面。

1. 下尿路梗阻所致尿潴留,如尿道损伤、尿道结石、前列腺增生等。

2. 阴茎、尿道损伤,如尿道球部损伤。

3. 尿道或膀胱手术后,如膀胱阴道瘘术后。

4. 经尿道前列腺电切术时,用以冲洗膀胱并减少膀胱内压力。

5. 严重的前列腺或尿道感染,如尿道周围脓肿等。

6. 需长期尿流改道的情况,如神经性膀胱功能障碍等。

【禁忌证】

无绝对禁忌证,其相对禁忌证包括各种原因

所致的凝血功能异常。

**【操作步骤】**

**（一）耻骨上膀胱造瘘术（开放手术）**

1. 体位　患者取仰卧位，略头低足高，确定造瘘部位（常为耻骨上、腹正中线区域）。

2. 消毒铺巾　必要时需备皮，消毒范围以切口为中心向外 15cm，术者戴无菌手套后铺无菌洞巾。

3. 麻醉　以利多卡因进行局部浸润麻醉，包括皮肤、皮下、肌层、膀胱前壁外脂肪层。对于腹壁较薄且膀胱过度充盈的患者，细针可能会进入到膀胱内，此时可抽吸到尿液。

4. 切开　麻醉满意后，于所选造瘘部位，纵向或横向切开皮肤（皮肤切口长度常为 2～3cm，根据情况可适当延长至 10cm），切开皮肤及皮下组织后，用刀片切开腹直肌前鞘（有质韧感），以止血钳钝性分离腹直肌与锥状肌，到达膀胱前间隙。

5. 显露、切开膀胱前壁并置入造瘘管　用纱布包裹手指，向上钝性分离腹膜前脂肪与腹膜反折，显露出有纵向血管的膀胱前壁。在膀胱前壁稍高位置的中线两旁，用两把组织钳夹住，提起膀胱壁，在两钳之间用注射器穿刺，抽吸出充盈膀胱的盐水或尿液后切开膀胱。膀胱切开大小需根据手术目的来定，如仅为留置造瘘管，则以能置入造瘘管的大小为宜，其他手术可酌情扩大。也可用弯血管钳戳穿膀胱，钝性扩大后置入造瘘管。

6. 缝合膀胱前壁 将造瘘管（常为水囊导尿管，伞状或蕈状导尿管）置入膀胱后，建议分两层缝合膀胱壁。内层用 2-0 可吸收手术缝线全层间断缝合（在无可吸收线的情况下，也可采用丝线间断缝合肌层，但不可穿过黏膜层，以免导致术后结石形成），外层再以可吸收缝线或丝线间断缝合（2-0 或 3-0）。造瘘管经腹壁切口的上 / 下角引出，避免打折。

7. 缝合切口并固定造瘘管 分别于切口两端间断缝合关闭切口，以缝线固定造瘘管。

8. 交代注意事项 向患者、家属及主管医师交代造瘘后注意事项，具体包括：①保持造瘘管引流通畅，观察引流尿液的情况；②小心护理，避免造瘘管脱出；③交代原发疾病后续治疗方案，引流袋和造瘘管更换时间等。

**（二）超声引导下耻骨上膀胱穿刺造瘘术**

准备清创缝合包、经皮穿刺套件及剥皮鞘（图 5-5-1）。

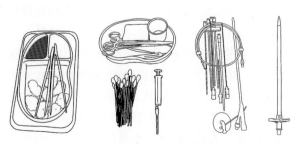

图 5-5-1 准备材料和器械

1. 体位 患者取仰卧位,使用超声探头观察,明确膀胱充盈程度和肠道的位置,定位确定造瘘部位(常为耻骨上、腹正中线的无肠道区域)(图 5-5-2)。

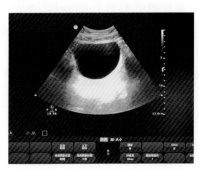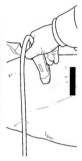

图 5-5-2 彩超下情况

2. 消毒铺巾 必要时可备皮,消毒范围以穿刺点为中心向外 15cm,术者戴无菌手套后铺无菌洞巾(图 5-5-3)。

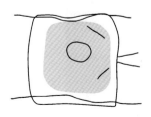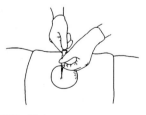

图 5-5-3 消毒、铺巾

3．麻醉　以利多卡因进行局部浸润麻醉，包括皮肤、皮下、肌层、膀胱前壁外脂肪层。对于腹壁较薄且膀胱过度充盈的患者，细针可能会进入膀胱内，此时可抽吸出尿液。

4．穿刺针穿刺　从定位好的穿刺点穿刺进针，在超声引导下实时调整进针的角度、方向、深度。最终将穿刺针穿入膀胱内，建议针尖到膀胱中心水平的深度，拔出内芯，可见有尿液从针尾洞口溢出，随后将导丝从穿刺针内置入膀胱内（图 5-5-4）。

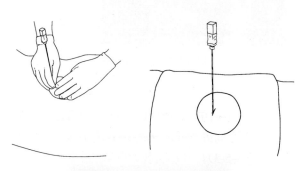

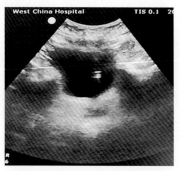

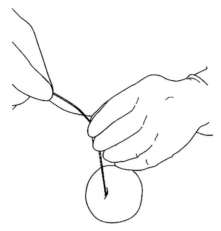

**图 5-5-4　穿刺**

5. 扩张　将穿刺针拔出，记录好穿刺的深度。用尖刀片将穿刺点切开，切口约 1cm。沿导丝用 7F 或 9F 的扩张管开始逐步将造瘘通道扩张到 15F，注意扩张时以穿刺针的深度为扩张深度（过深易致副损伤，过浅可能扩张不入膀胱内），最后将 16F 的 T 形把手撕开鞘（简称剥皮鞘）扩张置入膀胱内，必要时可彩超观察位置（图 5-5-5）。

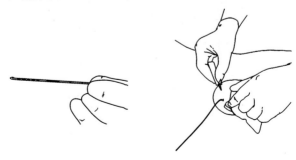

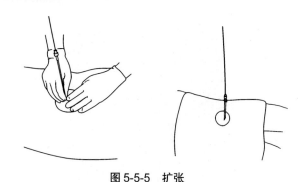

图 5-5-5 扩张

6. 置入造瘘管 拔出剥皮鞘的内芯，顺导丝将 14F 造瘘管置入膀胱，向水囊注水约 3ml，后撕开并取出剥皮鞘（图 5-5-6）。

7. 缝合切口并固定造瘘管 分别于切口两端间断缝合关闭切口，以缝线固定造瘘管（图 5-5-7）。

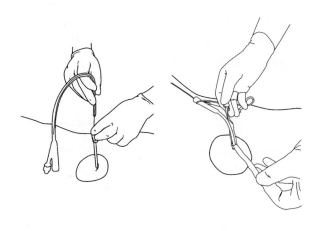

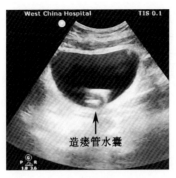

图 5-5-6　置入

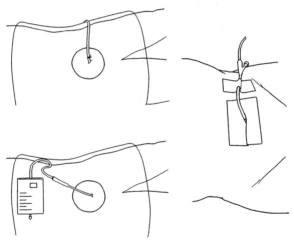

图 5-5-7　缝合、固定

8. 交代注意事项　向患者、家属及主管医师交代造瘘后注意事项,具体包括:①保持造瘘管引流通畅,观察引流尿液的情况;②小心护理,避

169

免造瘘管脱出；③交代原发疾病后续治疗方案，引流袋和造瘘管更换时间等。

**【术后观察、处理】**

1. 对于尿潴留较重、一般情况较差，特别是心功能不全的患者，需缓慢放出膀胱尿液，避免出血或休克。

2. 膀胱内轻度出血时，需保持造瘘管引流通畅，观察尿液颜色变化情况；出血较重，有血凝块形成时，可抽吸出血凝块，进行持续膀胱冲洗（有膀胱造瘘管和尿管同时存在，或造瘘管为三腔尿管时）或间断膀胱冲洗。

3. 造瘘管引流不通畅或漏尿时，需首先明确造瘘管是否堵塞，如堵塞，解除堵塞原因后，常能解决问题。如预估造瘘管位置欠佳时，可调整造瘘管位置；如造瘘管引流通畅，但仍有漏尿时，可尝试置负压吸引。

4. 对于需超过 4 周以上留置膀胱造瘘管者，首次更换造瘘管的时间常在术后第 3～4 周，此后 4～6 周更换一次。引流袋一般建议每周更换 1 次。

5. 对于需长期留置造瘘管的患者，特别是需终身带管者，在术后 3～4 周无漏尿等并发症的情况下，建议间断夹闭造瘘管，有尿意时放开引流，可避免长期持续引流引起的膀胱挛缩及其相应并发症。

**【更换膀胱造瘘管的步骤】**

1. 患者取仰卧位，消毒铺巾。

2. 根据造瘘管的类型，需剪除固定线，抽吸水囊内液体，明确固定造瘘管措施都解除后再拔管。

3. 拔除原造瘘管后，尽快从造瘘口置入新造瘘管，再次缝合固定或向水囊注水。

4. 造瘘管接引流袋，观察引流是否通畅。

5. 需注意更换的新造瘘管通常为双腔尿管，如造瘘管插入过多，可能将其插入后尿道中，此时如进行水囊注水，后尿道可能被撑裂，导致大出血。故建议拔除原造瘘管时明确造瘘管体内长度，置入新造瘘管时不要超过原长度过多。

**【拔除膀胱造瘘管的步骤】**

1. 操作者行无菌操作前准备，核对患者信息，向患者及其家属核实原发疾病的诊治情况，明确是否确需拔除造瘘管。

2. 患者取仰卧位，消毒铺巾。

3. 根据造瘘管的类型，需剪除固定线，抽吸水囊内液体，明确固定造瘘管措施都解除后再拔管。

4. 拔除造瘘管后，用覆盖有油纱的纱布块快速压住造瘘口位置，无菌敷料覆盖置管部位，适当加压包扎。

5. 如持续漏尿，患者需保留导尿，必要时可缝合关闭原造瘘口。

（范 钰 钟 玲）

# 第六章

# 烧伤整形外科专业操作技能

## 第一节　肢体烧伤创面的包扎疗法

【适应证】

主要适用于各种原因导致的四肢烧、烫伤创面，但是对于烧伤总面积、深度、致伤因素、患者情况有特定要求，具体适应证如下。

1. 中小面积烧伤，烧伤总面积成人小于20%、儿童小于10%体表面积。

2. Ⅱ度烧伤，包括浅Ⅱ度和深Ⅱ度烧伤。

3. 烧伤创面相对清洁，致伤因素为沸水、热液，伤后24小时内，伤后创面未自行涂抹非无菌物品或不明性质药物。

4. 儿童或精神障碍等自制力相对不足的患者。

5. 需要进行转送或转运的患者。

【禁忌证】

1. 绝对禁忌证　Ⅲ度烧伤创面，污染或感染性创面。深度创面包扎将不利于通过观察创面变化来判断患者全身情况，也容易导致痂壳提前软化诱发感染。污染较重或感染性创面，难以通过清创完全彻底地清除创面存在的细菌，如果予以包扎可诱发创面早期感染，加重患者病情，尤其是在大面积烧伤患者的治疗中更容易导致。

2. 相对禁忌证

（1）烧伤总面积：成人≥20% 体表面积，儿童≥10% 体表面积。对于大面积烧伤患者肢体部位的浅度烧烫伤创面且相对清洁，可在休克平稳后清创予以包扎疗法，但应密切观察创面变化情况，注意有无出现感染并及时处理。

（2）不具备恒温条件的烧伤病房：在天气炎热时，没有恒温条件的烧伤病房，难以维持环境的凉爽，如果大面积的包扎患者创面处于湿热的空气中，容易导致患者体温过高。

【操作步骤】

1. 镇痛预处理　在无全身禁忌的情况下，清创操作前给予患者口服或注射镇痛类药物，如曲马朵、哌替啶等。

2. 创面彻底清创　创面清创消毒，Ⅱ度烧伤创面的水疱疱皮应该彻底去除干净，然后用稀释的聚维酮碘溶液反复冲洗创面及周围皮肤。通常对于直径超过 1cm 的大水疱或可能存在污染的水疱都应该剪破、释放疱液、彻底清除疱皮，再反复冲洗创面（图 6-1-1、图 6-1-2）。冲洗用的消毒液和生理盐水最好事先预热至体温，以避免冲洗时导致患者体感温度降低。

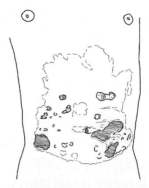

**图 6-1-1　患者腹部Ⅱ度热液烫伤创面清创前**

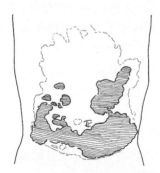

**图 6-1-2　患者腹部Ⅱ度热液烫伤创面清创后，已经彻底去除散在水疱及疱皮组织**

3. 包扎　内层敷料清创冲洗完毕后，无菌纱布擦干创面，紧贴创面的最内层纱布为单层的凡士林油纱或混合有磺胺嘧啶银（sulfadiazine silver，SD-Ag）的纱布，或者其他单层的含生长因子、抗菌成分的敷料。包扎范围超过创面边缘1～2cm，包扎时应该充分舒展肢体或包扎部位，使得敷料紧贴并覆盖所有创面。对于不规则创面的包扎应适当修剪敷料至合适的形状，避免敷料过少没有完全覆盖足够的范围，或者敷料过多在局部堆积没有紧贴创面。

4. 外层敷料包扎　用无菌纱布、烧伤纱和棉垫均匀加厚，并用绷带适当加压包扎。包扎完成后敷料总厚度应超过 5cm，外层敷料边缘应超过创缘 5cm 以上（图 6-1-3）。包扎应松紧合适，以能从敷料边缘塞入一手指为宜。

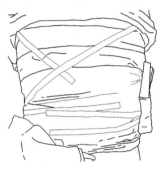

**图 6-1-3　患者腹部Ⅱ度热液烫伤创面清创包扎后**

【注意事项】

1. 操作前，在患者肢体和床单之间由下至上依次铺：塑料的医疗垃圾袋（隔水）、烧伤护理垫（吸水），防止清创冲洗的液体浸湿床单、污染床铺。医疗垃圾袋和护理垫的面积应该足够大，超过清创操作的范围。

2. 如果涉及手指和足趾，所有受伤指（趾）均应分别单独包扎，禁忌将两个或多个侧面受伤的指（趾）不用敷料隔开就包扎贴合在一起。包扎后务必使指（趾）端外露便于观察肢端循环情况。敷料厚度适宜，保持包扎后肢体处于功能位；包扎松紧适度，并注意观察肢端血液循环，如出现指（趾）端发白、按压无返红及麻木等表现，应及时松开过紧的绷带，重新包扎固定。

3．操作完毕，按照垃圾处理原则，分类处理丢弃包装袋、医疗垃圾和生活垃圾。注意回收需要消毒的金属器械。

4．包扎后予以红外线治疗仪照射治疗创面区域，若外层敷料被创面渗液浸湿，需及时打开并更换外层敷料，保留最内层紧贴创面纱布。

5．如果外层敷料一直处于干燥状态，可于包扎后第3～5天，打开并去除外层敷料，观察最内层敷料。若紧贴创面，予以消毒后薄层纱布覆盖包扎，待其自行脱落；若出现小块区域潮湿伴分泌物形成，可剪除此部分纱布，消毒后单层纱布覆盖并薄层包扎；若出现大片区域潮湿伴分泌物形成，可去除最内层纱布，彻底冲洗消毒后湿敷包扎治疗。

（张振宇　成　俊）

## 第二节　烧伤创面的暴露疗法

【适应证】

各种原因导致的头面颈、臀会阴或躯干的烧、烫伤创面，包括以下方面。

1．全身中大面积重度烧伤患者,烧伤总面积成人≥20%体表面积、儿童≥10%体表面积。

2．Ⅲ度烧伤创面及高压电击、化学烧伤和热压伤创面,包括Ⅲ度为主的Ⅲ度和深Ⅱ度混合创面。

3．污染或感染性烧烫伤创面受伤24小时后,就诊时创面分泌物形成或创周红肿伴明显疼痛,伤后反复自行涂抹非无菌物品或不明性质药物于创面。

4．天气炎热的季节,烧伤病房不具备恒温条件。

5．收治成批大面积烧伤患者,医务人员及救治条件相对不足。

【禁忌证】

无绝对禁忌证,但是以下情况一般不采用:浅Ⅱ度烧伤、小儿躯干的浅度烧伤、天气寒冷的季节。

【操作步骤】

1．镇痛预处理 在无全身禁忌情况下,操作前给予患者口服或注射镇痛类药物,如曲马朵、哌替啶等。

2．创面彻底清创 创面清创消毒,如果混合有Ⅱ度烧伤创面,其水疱疱皮应该彻底去除干净,然后用稀释的聚维酮碘溶液反复冲洗创面。

3．涂抹 SD-Ag 于创面 清创冲洗完毕后,擦干创面,将适量 SD-Ag 粉末倒入弯盘,缓慢倒入少量生理盐水搅拌,将粉末调制成糊状且能贴附于创面为最佳,戴无菌手套后用手将糊状药物均匀涂抹至创面,涂抹厚度以不能见创面基底为准,涂抹范围应超过创缘3～5cm。

4. 外层敷料覆盖 对于背、臀部等易受压部位,可将单层的大张烧伤纱与调制成糊状的SD-Ag混合,均匀铺平覆盖于创面。

**【注意事项】**

1. 操作前,应在患者肢体和床单之间由下至上依次铺塑料的医疗垃圾袋、烧伤护理垫,防止液体浸湿床单。

2. SD-Ag粉末稀释时加生理盐水不宜过多,可先倒入少量粉末并加入少许生理盐水感受其搭配量,然后再继续根据创面大小配制,一般单次清创面积不超过50%体表面积,SD-Ag用量不超过80g。

3. 操作完毕,分类处理各类垃圾。

4. 大面积烧伤涂抹大量SD-Ag后,需监测血常规,如果3天内出现白细胞或血小板计数明显降低(WBC<$3.0×10^9$/L,PLT<$80×10^9$/L),排除有全身性感染因素,可考虑为SD-Ag过敏,应使用生理盐水冲洗掉创面的SD-Ag,保持局部清洁干燥不受压。

5. 予以红外线照射治疗创面区域,若由于创面渗液导致涂抹的药物脱落,需及时消毒后补充涂抹药物,对于覆盖于背部的单层SD-Ag纱布,如果脱落应及时更换,促使其贴附于创面。

（张振宇）

# 第三节 烧伤清创术

## 【适应证】

1.轻度或小面积烧伤。

2.Ⅱ度以上烧伤,无合并症或危及生命情况,尽量在伤后6～8小时内清创。

3.重度烧伤,无休克发生,尽早进行清创;如果发生休克,休克明显好转后可先行受压部位及污染严重部位的部分清创,待生命体征平稳后再行全身清创。

## 【术前准备】

1.多在清创间进行操作,小面积烧伤病员可选择在床旁,室温28～32℃为宜。

2.清创前约半小时可口服镇痛药物或肌内注射哌替啶(成人100mg/次,小儿、老年、颅脑伤或呼吸道烧伤者禁用)(图6-3-1)。

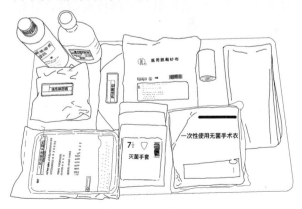

图6-3-1 术前准备

3．需提前将用物备齐，部分物品要先置于清创包中，接触创面物品均应灭菌。

4．穿一次性隔离衣。

5．术前行创面分泌物涂片＋培养。

【操作步骤】

1．剃净创面周围毛发，剪除指甲，清洁健康皮肤。

2．铺一次性塑料布／护理垫，以便冲洗后污水能流入污物桶，注意清创后及时清理污物及病房地面，避免交叉感染。

3．用消毒液（如 1∶2 000 新洁尔灭液，或 1∶1 000 苯扎溴铵，或稀释的聚维酮碘溶液）冲洗并轻轻擦洗创面及周边皮肤，移除异物；剪除已破裂水疱和较大水疱的疱皮。对于散在的小水疱（直径 1～2cm）可保持水疱完整，清洗局部即可。对浅Ⅱ度创面的水疱皮，可予以保留，但需充分开窗引流。最后可用加温后生理盐水（37℃左右）冲洗创面（图 6-3-2）。

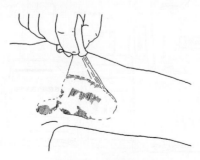

图 6-3-2 冲洗创面

4．用无菌纱布轻轻吸干水分，根据创面大小、部位、深度、感染情况选择包扎疗法或暴露疗法（图6-3-3）。

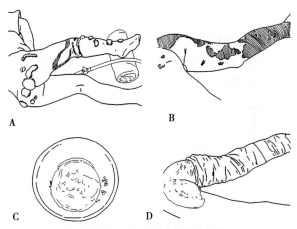

**图6-3-3　包扎疗法、暴露疗法**

A．下肢和臀部创面；B．消毒清创后的创面；C．磺胺嘧啶银糊剂；D．臀部选用暴露疗法，下肢选用包扎疗法。

【注意事项】

1．清创时动作迅速、轻柔，一般在30～60分钟完成，不要过分洗刷。

2．根据创面部位、深度、面积、物质条件、感染情况等在术后分别采用包扎疗法、暴露疗法或半暴露疗法。重度烧伤病员创面清理后外用SD-Ag的面积不超过体表面积的50%。

3．术后保持创面的清洁干燥，使用红外线仪照射，防止创面受压，观察生命体征和创面情况（渗液多少,分泌物有无异味,创面周围有无红肿等)。

(王 茹 成 俊)

## 第四节 肢体感染性创面的湿敷换药

【适应证】

有脓性分泌物创面及肉芽创面植皮前后。

【原则】

1. 无菌原则。

2. 清除失活坏死组织。

3. 保持、促进肉芽生长。

4. 促进创面愈合。

【换药前准备】

(一)患者准备

1. 选择适当体位充分暴露创面,光线照明良好;患者舒适、注意防凉保暖;医师操作方便;注意保护隐私。

2. 初步了解创口部位、类型、大小、深度、创面情况,是否无菌或感染,是否为特殊感染创面,有无引流物,以便准备适当敷料和用具,避免造成浪费或临时忙乱。

3. 防止交叉感染,换药前半小时室内不做打扫,关窗、关风扇。

(二)医师准备

戴口罩、帽子、穿工作服,必要时穿一次性隔离衣;操作前清洁洗手,对感染性创面换药后须重新洗手,再继续换药。

## （三）物品准备

换药车，换药碗，聚维酮碘溶液，生理盐水，剪刀，手套，按创面需要准备油纱、无菌纱布、棉垫和绷带，以及可能用到的外用药物，准备好的物品推到病房（图6-4-1）。

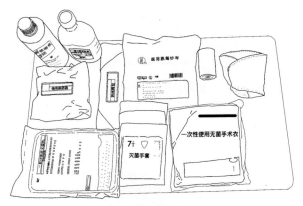

图6-4-1 物品准备

【操作步骤】

1．换药者位于患者右侧，或方便操作的位置，打开换药包后置于床边（图6-4-2）。

2．拆开创面敷料。

3．消毒从距创缘3～5cm处环形向内消毒至创缘，创面内肉芽组织依次用稀释聚维酮碘溶液、生理盐水清洗（图6-4-3）。

4．剪除过度生长的肉芽组织、腐败组织或异物等，观察创面的深度及引流情况等，用聚维酮碘溶液棉球清除沾染到皮肤上的分泌物。

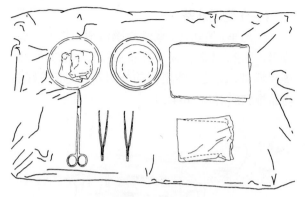

**图6-4-2 换药包**

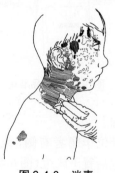

**图6-4-3 消毒**

5. 创面上依次覆盖双层生理盐水湿纱布或填塞生理盐水纱条、单层油纱，若干层无菌纱布覆盖，胶布或绷带固定（图6-4-4）。

【注意事项】

1. 操作过程需严格遵守无菌原则。

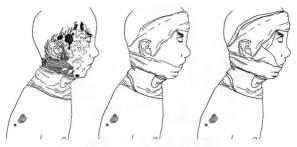

**图6-4-4 创面包扎**

2. 干结的敷料用生理盐水浸湿、软化后慢慢揭除。

3. 对较深的腔隙或厌氧菌感染创面，在创面消毒前依次使用过氧化氢、生理盐水清洗创面后，再行聚维酮碘溶液、生理盐水清洗创面。

4. 生理盐水湿纱布/纱条以略拧干、不滴水为宜，纱布大小需覆盖创面，但不宜过大；填塞纱条时，应从伤口底部开始，填塞的纱条不宜过紧或过松，纱条的尾端应留在伤口外面便于引流；对于放入腔隙中的引流条要记录数目，以免遗留腔内；单层油纱面积需略大于内层生理盐水纱布；外层无菌纱布敷料需略大于内层油纱（图6-4-5）。

5. 视创面具体情况覆盖无菌敷料层数，渗液较少时覆盖3～4层即可，渗液较多时，应适当增加敷料或使用棉垫。

6. 视创面情况决定更换敷料的频率，一般隔天更换一次，有时由于短期内渗液较多，可仅换外层敷料。

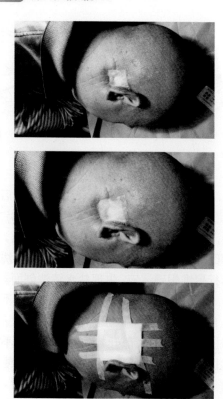

图 6-4-5 湿敷时的敷料覆盖

7. 处理肉芽创面，如肉芽组织水肿明显，用高渗盐水纱布湿敷，局部加压包扎。如肉芽生长过度，需用剪刀剪平，再湿敷。如为陈旧肉芽创面，可刮除或剪除表面肉芽组织，使之出血显露新鲜肉芽，再湿敷。

8. 创面一旦怀疑有感染，需及早行创面分泌物涂片＋培养，取样需在揭开敷料后、尚未消毒前。

9. 换药顺序为先干净后污染，最后更换感染、特殊感染创面。

10. 对于特殊感染创面，需穿一次性隔离衣，其医疗垃圾应与一般感染创面的分开，装入单独的医疗垃圾袋中，并单独处理。

**（王　茹　成　俊）**

## 第五节　常见体表肿物及处理

体表肿物通常泛指在体表能明显观察到或触诊到的包块，或者非皮损样的斑块，此类病变绝大部分来源于浅表软组织，也有部分来源于体腔内容物疝出，如腹膜后脂肪瘤体外膨出、脑脊膜膨出、各类疝气，也有部分为骨骼、肌肉系统、淋巴等深部包块的体表显现，需要进行鉴别。所有体表肿物手术切除后应当常规送病理检查，临床怀疑恶性可能性较高者还应扩大范围切除并查看切缘是否阴性。

### 一、皮肤乳头状瘤

皮肤乳头状瘤为常见皮肤良性肿瘤，如乳头状疣、老年性色素疣，表现为鳞状上皮增生，皮肤表面乳头状突起，单发或多发，表面常有角化，容易癌变。治疗以手术切除为主，注意应全层切除，可连带皮下脂肪层一起切除，以便缝合（图6-5-1）。

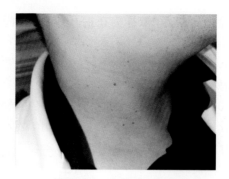

图 6-5-1 皮肤乳头状瘤

## 二、皮肤癌

皮肤癌中最常见的是基底细胞癌及鳞状细胞癌，多见于头面部及下肢，恶性程度相对低，发展相对缓慢，治愈率高，预后较好。

皮肤基底细胞癌（图 6-5-2）来源于基底细胞，好发于老年人，以溃疡为主，浸润生长，一般不发

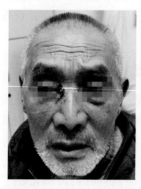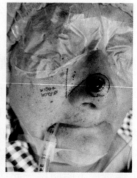

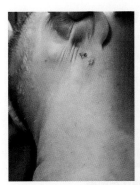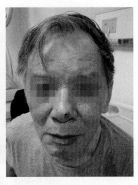

图 6-5-2　基底细胞癌

生转移,色素多者呈黑色,外观接近黑色素瘤,好发于颜面部,病史迁延者有骨面部破坏的可能。手术应以彻底扩大切除为主,扩大范围通常 1cm,较严重者辅以放疗。

皮肤鳞状细胞癌(图 6-5-3)来源于鳞状细胞,常见于头面颈等暴露部位,以及长期摩擦、反复破溃经久不愈部位,如外伤性伤口、瘢痕经久不愈可导致鳞癌癌变。局部表现为溃疡伴感染,常呈菜花样,边缘隆起、不规则,底部粗糙不平易出血,合并感染可出现恶臭气味,常有回流区域淋巴结肿大,通常为反应性增生或转移。手术以彻底扩大切除为主,一般为扩大 2cm,并注意切除深度足够,淋巴结肿大者需要进行清扫,术后配合放疗。

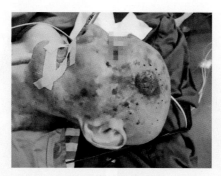

图 6-5-3 鳞状细胞癌

# 三、黑痣与皮肤黑色素瘤

## （一）黑痣

黑痣为色素痣细胞聚集为主的皮肤色素斑块，根据痣细胞的深度不同分为：①皮内痣（真皮层内）；②交界痣（表皮及表真皮交界处）；③混合痣（皮内痣及交界痣同时存在）。不同痣间色素深浅不一，但通常同一痣内色素较平衡或遵循边缘稍浅、中心稍深的规律。

皮内痣一般较局限或片状，表面光滑，较少恶变；交界痣表面平坦，稍高于皮面，大部分色素深，色素细胞较浅，易受外界刺激恶变；混合痣形态不一，易恶变。

## （二）皮肤黑色素瘤

皮肤黑色素瘤是源于黑色素细胞或其母细胞的恶性肿瘤，恶性程度极高。大部分由色素痣恶变而来，部分可由外伤逐渐恶变导致，也有不明原因发生者。东亚人群好发于四肢躯干,尤其以手足部好发(图 6-5-4)。

常需与黑色素痣鉴别,鉴别方法一般遵循ABCDE 原则。

A(asymmetry):不对称,黑痣相对对称,黑色素瘤则相对不对称。

B(border irregularity):黑痣边缘较规则,黑色素瘤边缘不规则。

C(color variation):颜色多样性,色素极黑,色度不均,甚至可能褪黑。

D(diameter):黑色素瘤大部分直径 >6mm。

E(evolving):演变进展,黑色素瘤逐渐突起、逐渐不规则、长大、溃疡、感觉变化等。

如果符合以上五个方面之一,应引起重视,早做手术完整切除定性或直接扩大切除,不建议部分活检。

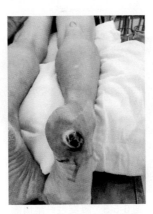

**图 6-5-4 恶性黑色素瘤**

黑色素瘤手术扩大切除范围一般要求扩大2cm，同时进行前哨淋巴结活检，对于淋巴结肿大者进行区域淋巴结清扫。术后再辅以长期免疫治疗。

## 四、纤维瘤及纤维瘤样病变

皮肤纤维瘤发生于真皮层及皮下，多见于躯干四肢，小外伤及小丘疹搔抓所致，质硬，边界不清，直径一般较小，生长缓慢，病程长。

纤维源性软组织肉瘤是恶性肿瘤，类型较多，在体表最常见的是隆突性皮肤纤维肉瘤（图6-5-5），皮肤表面光滑，突起于皮肤，大小不一，中心部位可有红色疙瘩样生长，与周边隆起的正常颜色皮肤相接，隆起部分质硬，活动度一般尚可，多次手术复发或病程极长者活动度差。

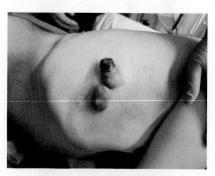

图6-5-5　隆突性纤维肉瘤

## 五、神经源性肿瘤

神经鞘瘤多见于四肢神经干,躯干神经少见,大部分为良性肿瘤,临床也偶见恶性外周神经鞘瘤。中央型神经鞘瘤源于神经干中间,手术切除时会损伤部分神经束,导致一定的功能障碍。边缘型神经鞘瘤源于神经边缘,易于摘除,功能相对完好(图6-5-6)。

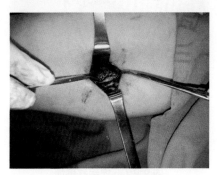

**图6-5-6 神经鞘瘤**

神经纤维瘤可单独出现,也可作为Ⅰ型神经纤维瘤病的表现之一出现。根据发生部位,分为不同类型:①皮肤型为肉色大小不一带蒂的柔软结节,可密布全身;②皮下型通常沿受累神经走行,呈串珠样分布于皮下,按压可有传导疼痛、感觉变化;③丛状型则累及多条神经或神经丛,形成巨大肿块,松弛下垂呈囊袋状,表面皮肤有色素沉着,可伴受累神经所支配的器官、肌肉的畸

193

形生长、功能改变,部分严重病例病变可追踪至神经中枢,组织结构呈海绵样变,血窦丛生,血供丰富,易与血管瘤混淆。大部分神经纤维瘤患者,出生时皮肤即有大小不一牛奶咖啡样斑,随生长发育逐渐增多,瘤体逐渐显现。目前认为神经纤维瘤是染色体异常性疾病,具有遗传因素。治疗以手术切除为主(图6-5-7)。

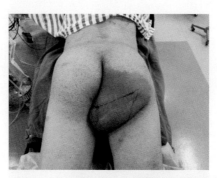

图6-5-7　神经纤维瘤

## 六、血管源性病变

血管源性病变主要为血管瘤、血管畸形,为血管的异常生长、发育,也可由外伤后修复异常导致,部分类型可随生长发育阶段变化而自然消退或加重(图6-5-8)。

血管源性病变临床表现多样,根据血液流速、病灶与表面皮肤的距离,表现在皮肤上可有

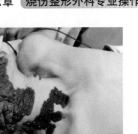

图 6-5-8　血管瘤

鲜红、暗红、葡萄酒样、发紫、发蓝等颜色改变，皮肤相对正常者病变在皮下或深部，体表隆起部分通常可通过压迫或体位改变变小、增大，触诊有皮温增高、震颤等，部分有静脉石形成或血管机化者体积改变可以不大。根据病史、体格检查，辅以影像学、超声检查通常可以诊断，但需注意与神经纤维瘤鉴别。治疗上根据不同类型的病变及病程阶段，可选用口服药物或外用药物或注射性药物治疗、激光治疗、放射治疗、冷冻治疗、介入栓塞治疗、手术切除或随访观察等综合性方案治疗。

## 七、脂肪源性肿瘤

脂肪瘤为常见体表良性肿瘤，来源于脂肪组织，由成熟脂肪细胞堆积生长而成，常表现为局限包块、可有分叶，边界清楚、质软、无压痛，位于皮下者较多，活动度好，部分深部来源脂肪瘤，可在肌间、肌下、深部腔隙生长而突起于表面,如颈根部、下颌部深筋膜内、腋鞘内、背阔肌深面、四肢肌间等。脂肪瘤单发者多较大,多发者通常较小,为1~2cm,多为偶然发现,缓慢生长,部分有疼痛。临床也有对称生长巨大脂肪瘤,成对好发于下颌、颈根部、枕部、上臂、腰背,发病者通常为中年嗜酒男性。临床也可见少部分脂肪瘤质较硬或韧,而组织外观与其他脂肪瘤并无明显差别。

脂肪肉瘤为脂肪源性恶性肿瘤,有时与脂肪瘤易混淆,好发于腹膜后、大腿软组织,生长迅速、体积较大,影像学上可能有坏死出血灶,组织形态与正常黄色脂肪瘤明显不一样。术后需辅助行放化疗治疗。

## 八、囊性肿物

皮肤囊性肿物为体表常见的囊状、有壁、含内容物包块的总称,手术切除必须连囊壁一起完整切除才不易复发。

皮样囊肿为囊性畸胎瘤的一种,是胚胎发育过程中由偏离原位的表皮细胞形成的囊肿,好发于胚胎发育融合部,最浅表部分常见于皮下或更深部,活动度差,深部与骨缝、骨膜、筋膜等相连,柔软,可具有一定波动感,切除后常有骨面压迹,发于颅骨缝表面者可出现颅骨内外交通哑铃状现象,这部分囊肿内容物除囊液外最常见的是毛发、皮脂等物。

皮脂腺囊肿为皮脂腺口排泄不畅导致的潴留性囊肿，表面可见脐样开口或堵塞的黑点，囊内容物为豆腐渣样皮脂与皮肤代谢产物，细菌生长发酵伴恶臭或感染。一般位于皮肤皮下层内，与皮肤相连，囊性感强，边界清楚，活动度较好，偶有巨大向内压迫者深部组织变薄，而感觉层次极深，界限不清（图6-5-9）。

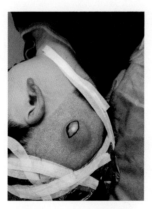

**图6-5-9 皮脂腺囊肿**

表皮样囊肿为因外伤致上皮细胞植入皮下生长导致，囊内为角化鳞屑与组织液，无开口，皮肤表面光滑，活动度好，有囊性感，边界清楚。

腱鞘囊肿为滑囊结构劳损后形成分层，囊液聚集成型，常见于肌腱表面，位于深筋膜层深面，活动度较差，皮肤活动而包块难以移动。一般手术治疗很难保证切除时囊壁不破，部分囊也可与关节相通，术后易复发，一般以非手术方法为主，破坏囊肿完整性并加以氢化可的松注射治疗。

（陈志兴）

# 第七章

# 小儿外科专业操作技能

## 第一节 嵌顿疝手法复位术

### 【适应证】

嵌顿疝诊断明确，嵌顿时间在 12 小时内，无明显肠坏死征象，女性患者经彩超证实嵌顿物为肠管而非卵巢。

### 【禁忌证】

1. 嵌顿时间超过 12 小时。

2. 全身中毒症状严重，或已经出现便血，不能除外肠绞窄。

3. 新生儿嵌顿疝，不能明确嵌顿时间。

4. 女性患者，嵌顿物为卵巢或输卵管。

5. 已经多次手法复位不成功，局部肿胀严重，触痛明显，甚至不除外已经合并肠破裂穿孔。

另外，嵌顿疝早期，患儿哭闹明显，经镇静（肌内注射，避免口服）后可能自行复位，不建议立即手法复位，以免患儿哭闹加重腹压，导致嵌顿更重、更难复位或复位后又快速再次嵌顿。

## 【操作步骤】

给予一定镇静药,使患儿安静入睡后平卧,臀部垫高。操作者左手轻轻固定外环,右手握住疝囊,持续逐渐加压(避免挤压到睾丸),此时患儿可能因疼痛哭闹加剧,使复位困难,不能松开右手,需维持压力,并在其吸气间隙,适度增加右手加压力量,外加压力和患儿呼吸的"负压"可能促进复位,复位成功后,可以感受到明确的复位感,有时还可以听到"咕咚"声。操作过程需要动作轻柔,持续逐渐加压。

## 【注意事项】

1. 腹股沟区包块需谨慎按压,需排除腹股沟区淋巴结炎、睾丸扭转、隐睾。

2. 警惕腹股沟区肿瘤等,彩超证实嵌顿内容物为肠管再行复位,切忌盲目复位。

3. 若复位失败,不能暴力复位,避免出现肠穿孔破裂。

4. 如嵌顿原因是鞘状突未闭,即使手法复位成功,其防止复发的最终治疗方案仍为手术治疗,但因疝囊颈周围组织水肿明显,一般需等待1周以上再择期手术。

(杨晓东)

# 第二节 肠套叠空气灌肠术

## 【适应证】

患者一般情况良好,腹软不胀,发病48小时内,经彩超检查高度怀疑肠套叠,需要进行空气灌肠诊断或治疗。

**【禁忌证】**

1. 病程超过 48 小时,全身情况不良,严重脱水,精神萎靡,反应差。

2. 高度腹胀,腹部明显压痛,肌紧张,可疑肠穿孔、肠绞窄合并腹膜炎者。

3. 年龄大于 2 岁,反复套叠,高度怀疑继发性肠套叠者。

4. 小肠型肠套叠。

**【操作步骤】**

1. 患儿平放于放射台上,不需要麻醉,暴露臀部及会阴,臀下垫好护理垫或吸水纸,将带球囊尿管经石蜡油润滑后插入肛门内,球囊内注射 15～20ml 气体,将尿管轻轻拖向肛门口(减少漏气可能),并腿并挤压肛门防止漏气。开始灌肠前先调整检查台,行立位腹部 X 线片检查,确定无穿孔。再放水平检查台,根据患儿年龄及操作者经验调整气压 80～120mmHg,由低压开始,最高不超过 120mmHg。

2. 气影显示套叠节节后退直至消失,气体影进入小肠,小肠充气为复位成功的标志,复位成功即刻停止灌气,通过尿管尽量排空肠道气体后,再拔出尿管,常规再次拍摄立位腹部 X 线片,确认无穿孔。

3. 一次空气灌肠复位不成功、患儿一般情况良好、家属愿意承担可能再次灌肠穿孔等前提下，可以尝试休息或腹部按压，或者注射解痉剂（阿托品等）后，二次灌肠，也有复位成功的可能。

**【注意事项】**

1．任何时候发现患儿精神不好，腹胀压痛，都需要慎用空气灌肠（包括灌肠过程中）。

2．灌肠过程中，患儿突然由哭闹变得不哭不闹，反应差，而透视见套头仍在，需要立刻停止灌气并排气，积极做好急诊手术准备。

3．因儿童为腹式呼吸，灌肠过程肠道积气，腹胀明显，需严密观察其呼吸状况，并注意防止呕吐、窒息。

4．灌肠过程中往往不能提前预知肠穿孔，一旦出现穿孔征象，需立即停止灌气并尽快排气，从剑突下置入空针快速抽气，并尽快安排急诊手术探查。所以，在准备空气灌肠操作前，就需要做好肠穿孔及灌肠失败后的手术准备，包括禁食、禁饮等。

（杨晓东）

## 第三节 桡骨小头半脱位手法复位术

桡骨小头半脱位，也被称作环状韧带移位或牵拉肘，是儿童常见的骨科损伤。常见于 4 岁以内幼儿，复位牵拉肘是相对安全的操作，可以在门诊进行。

**【适应证】**

排除骨折，可疑桡骨小头半脱位即可以试行复位。

**【禁忌证】**

1．骨折是绝对禁忌证。

2．家属不理解、不信任或患儿无法配合也是复位的相对禁忌证。

**【操作步骤】**

1．操作前告知家长，操作过程中可能会造成一些不适等，获得其同意。

2．安抚患儿（常常可以通过听音乐、看动画片等手段）。

3．复位时需要快速、干净利落。

（1）一般采用旋后法：屈肘 90°位，操作者一手握住患儿手腕，一手拇指抵压桡骨头，前臂旋后同时屈肘，复位成功可以明确感受到"咔哒"的复位感。如果复位成功，患儿疼痛立刻缓解，并大多能在 5～30 分钟自如活动（患肢抬高越过头顶常作为成功复位证据之一）。

（2）过度旋前法：让患儿放松，面对着操作者坐（建议坐在家人腿上，建立其安全感）。操作者握住患肢像握手那样，用另一只手托住患儿的肘部。极度旋前患儿前臂。复位时可以感觉或听到轻微的"咔哒"声。是否复位成功判断标准同前。

**【注意事项】**

牵拉肘成功复位后，可以选用三角巾悬吊保护患肢，直至患儿完全恢复正常活动，也有患儿复位成功后患肢立即可以正常活动，不能耐受吊带的也可以弃用三角巾或吊带等辅助手段。

最重要的是：应告知家长脱位可能会再发，

应该避免牵拉孩子的手臂，避免前臂过度旋转等运动，一旦出现脱位，还是需要尽快及时有效的复位。

（杨晓东）

# 第二部分

# 常见临床问题评估及处理

## 问题 1 急诊室会诊

1. 急会诊要求医师 10 分钟内到达,急诊科普通会诊 2 小时内完成。

2. 会诊医师务必床旁查看患者,详细询问病史及体格检查,切不可仅凭会诊科室医师单方汇报妄下结论,以免遗漏病史信息错判病情。严禁不看患者,仅凭系统上的辅助检查结果给出会诊意见。

3. 若患者病情危重、复杂,应及时向上级医师汇报病史,共同协助诊治。

4. 会诊意见的书写应做到及时、有效。会诊意见书写内容应包括当时病情、专科判断及专科诊治意见,避免给予大包围式检查意见。必要时应与管床医师面对面交流病情及治疗方案。

5. 会诊医师应穿着白大褂、手术衣或医院专用外出衣,佩戴胸牌。会诊结束前应向患者及家属交代病情及进一步诊治方案,以免因信息沟通不畅而引起误会,乃至医疗纠纷。

(游 蓁 牛肖雅)

## 问题 2 急诊患者收治及有关医疗文书书写

### 一、急诊患者收治原则

1. 急诊患者由急诊科请相关科室会诊后指

定或轮流收入相关科室,收治实行首诊负责制,急诊科指定的科室即为首诊科室,不得推诿、不得拒收、拒治。

2. 华西医院普通外科分科较细,普通外科急诊患者收治原则如下。

(1)阑尾炎、不明原因腹痛、腹腔不明原因出血的患者,普通外科轮流收治(胃肠外科、肝脏外科、胰腺外科、胆道外科)。

(2)胆囊结石伴嵌顿、急性胆囊炎、急性坏疽性胆囊炎、急性梗阻性胆管炎、急性梗阻性化脓性胆管炎、十二指肠出血、十二指肠穿孔、十二指肠异物等患者,由胰腺外科与胆道外科轮流收治。

(3)肝脓肿、各种原因的肝脾破裂出血的患者,由肝脏外科收治。

(4)本院术后患者,术后未满 1 个月由原手术科室收治,术后已满 1 个月则按上述原则由相关科室轮流收治。

(5)曾在本院住院但未手术的患者,按以上原则由相关科室轮流收治。

(6)肝胆胰外科急诊与消化内科急诊有交叉现象,若肝硬化所致消化道出血的患者可由消化内科收治;若急性梗阻性胆管炎患者明确梗阻为胆总管结石所致,也可收入消化内科行内镜逆行胰胆管造影术(endoscopic retrograde cholangiopancreatography,ERCP)加内镜下鼻胆管引流术(endoscopic nasobiliary drainage,ENBD)。

3. 急诊患者收治应以先抢救、再检查为基础。若患者条件允许，也可在急诊科通过快速通道完善相关检查后收入病房，以避免多次转运患者延误时间。危重患者外出检查时应有医务人员陪同，并事先与相关科室联系。

4. 根据患者病情危重程度，急诊患者收治有以下两种途径。

（1）患者由急诊科完成相关检查后，收入病房进一步诊治。

（2）由急诊科完善初步检查，直接入急诊手术室行手术治疗。

由急诊科直接入手术室的患者病情最为危重，应及时上报当天值班二线医师，需要住院总医师与当天值班医师在急诊科收治患者并完成相关文书、签字，做好术前准备，同时送红色或橙色手术通知单，电话告知麻醉科住院总医师急诊床旁评估患者麻醉风险，最后在麻醉医师、急诊科医师、外科住院总医师共同陪护下送入手术室行手术治疗。

5. 急诊患者的收治应及时上报上级医师，在上级医师的指导下积极诊治。熟悉外科可能出现的危重情况并掌握处理措施，如休克（失血性、感染性、心源性）、电解质危急值、内环境紊乱、过敏等。

6. 危重患者救治过程中若需多科合作、借调抢救设备（呼吸机等）或协调 ICU 床位等，可上报上级医师或医院医教部（工作时间）、总值班（非工作时间）。

7. 若遇特殊情况（潜在医疗纠纷、患者为"三无"人员等），需及时上报医院医教部（工作时间）、总值班（非工作时间）备案，必要时可按警报按钮联系保卫科。

8. 急诊患者救治期间若发现患者为传染病（如艾滋病、梅毒、结核）、食源性疾病患者，应做好个人防护，按照医院要求妥善处理且及时上报传染病报告卡。

## 二、急诊医疗文书书写要求

1. 急诊患者入院后需即刻签署住院授权委托书、住院知情同意书、拒收红包协议书，在入院8小时内完成首次病程记录，24小时内完成大病历并签字确认，48小时内完成首次查房记录。

2. 根据患者病情需要签署病危通知单、与家属谈话记录、手术同意书、高值医用耗材同意书、输血同意书、有创操作同意书等。其中与家属谈话记录、手术同意书应书写规范，如实书写病情及变化、转归、费用、可选治疗方案等。家属签字时请核实患者家属身份，是否与授权委托书签署人一致，保持文书签署的有效性。

3. 电子病历系统需根据实际情况在规定时间内完成以下记录：危急值处理记录、输血观察记录、有创操作记录、术后病程均需及时完成，抢救记录需抢救后6小时内完成，术后记录需术后24小时内完成，死亡记录需死亡24小时内完成。

4. 上述文书均须妥善保管，不得遗失，不得交予患者及家属，不得交给与医疗活动无关的其他工作人员。

**（游　荞　牛肖雅）**

##  问题3 急诊手术相关事项

急诊手术是指病情紧急时，经外科医师评估后认为需要在最短的时间内行手术，否则就有生命危险或者需进行其他较大风险的手术。当需手术的患者较多且手术资源达到相对饱和时，如无明确急诊手术优先级别标准，只按照接收手术通知单时间顺序进行手术，可能耽误部分危重急诊手术患者治疗。华西医院通过制定《华西医院急诊手术分级管理制度》解决急诊手术资源相对饱和的情况下危重症患者救治管理难题，缩短危重患者术前等待时间，优化急重症患者手术顺序，从而有效提高救治效率。

1. 急诊手术质量安全由科室当天值班二线医师具体负责。

华西医院根据患者病情，将急诊手术分为7级，麻醉科住院总医师根据手术级别在规定时间内接患者入手术室。其中，华西医院急诊手术分级（Emergency Surgery Treatment of West China Hospital，简称 W-CHEST）1级：急诊手术通知单、外科住院总医师及患者必须同时到达急诊手术室；W-CHEST 2级：外科住院总医师及患者必须同时达到急诊手术室；W-CHEST 1、2、3级：外科二线医师必须现场主持手术。

华西医院手术分级见表2-3-1。

表 2-3-1　华西医院急诊手术分级

| 分类 | 理想手术时间（从决定手术到手术室切皮时间） | 定义 | 可能的临床场景 | 华西医院急诊手术分级（W-CHEST） | 注释 |
|---|---|---|---|---|---|
| 非常紧急 | 立即（数分钟内）如需要，立即插队进行 | 立即：患者处于危及生命或失去四肢等重要脏器功能的威胁中、休克中，或垂死边缘，患者没有复苏治疗有积极的生理反应。只有手术能挽救患者生命，需立即准备好手术间 | - 严重/多发创伤危及生命在急诊科已启动紧急输血（气管及支气管断裂，GCS评分持续降低，张力性气胸，心脏/大血管损伤，挤压综合征等），内科治疗无效的大咯血<br>- 失血性休克，预计3小时内失血量>2 000ml或达1/2血容量<br>- 大出血导致急性心脏压塞，包括并不限于：主动脉破裂，主动脉切口缝线崩脱；起搏导线拔出过程中导致的心房/心室撕裂，介入治疗过程中的心脏破裂出血，左心耳破裂出血，冠状动脉旁路移植术后桥血管出血等） | W-CHEST 1（红色急诊单） | 立即进行救命的手术治疗，手术同时进行复苏。患者濒死 |

续表

| 分类 | 理想手术时间（从决定手术到手术室切皮时间） | 定义 | 可能的临床场景 | 华西医院急诊手术分级（W-CHEST） | 注释 |
|---|---|---|---|---|---|
| 非常紧急 | | | - 心脏穿通伤，急性心脏压塞<br>- 脑疝患者<br>- 大量血胸，气道损伤<br>- 先天性腹裂<br>- 危及生命的肢体毁损伤<br>- 需紧急建立人工气道（如Ⅲ度喉梗阻，各种原因导致呼吸窘迫或呼吸衰竭，血氧饱和度不能维持等）<br>- 气管或主支气管异物或肿瘤导致急性气道梗阻伴窒息风险<br>- 肝脾破裂（腹腔大量积血）<br>- 术后大出血，危及生命 | | |

续表

| 分类 | 理想手术时间（从决定手术到手术室切皮时间） | 定义 | 可能的临床场景 | 华西医院急诊手术分级（W-CHEST） | 注释 |
|---|---|---|---|---|---|
| 非常紧急 | 1小时内 | 危急：患者处于危及生命或失去四肢的威胁中，休克或垂死边缘，对复苏治疗但反应，需尽快安排手术间 | - 主动脉夹层或主动脉瘤合并血流动力学不稳定，或者有先兆破裂出血情况，灌注不良综合征<br>- 心脏肿瘤或心内血栓造成的瓣膜梗阻，冠状动脉梗阻影响血流动力学，频发心律失常，有猝死风险<br>- 感染性心内膜炎合并急性瓣膜穿孔，血流动力学不稳定<br>- III度房室传导阻滞，循环不稳定<br>- 主动脉瘤破裂引起急性心力衰竭，循环不稳定<br>- 人工瓣膜功能障碍：瓣膜活动严重受限，瓣架撕脱，出现急性心力衰竭，动力学不稳定 | W-CHEST 2（橙色急诊单） | 在初始复苏治疗后尽早进行手术干预。患者濒临丧失肢体、器官或软组织 |

续表

| 分类 | 理想手术时间（从决定手术到手术室切皮时间） | 定义 | 可能的临床场景 | 华西医院急诊手术分级（W-CHEST） | 注释 |
| --- | --- | --- | --- | --- | --- |
| 非常紧急 | | | - 急性心肌梗死血流不稳定需急诊行搭桥手术，或者急性二尖瓣腱索断裂、急性室间隔穿孔导致循环不稳定者<br>- 急性肺栓塞，危及患者生命，无需抗凝治疗，须急诊手术治疗<br>- 先天性畸形导致的急性左心回流系统障碍得失代偿，血流动力学不稳定、高乳酸血症，甚至心搏骤停，如三房心伴梗阻、全肺静脉异位引流<br>- 急性先天性高度心脏传导功能障碍，需要紧急开胸安置起搏器<br>- 急性肺循环血流障碍，导致不能维持的严重低血氧饱和度，如BT分流管道堵塞 | | |

续表

| 分类 | 理想手术时间（从决定手术到手术室/手术切皮时间） | 定义 | 可能的临床场景 | 华西医院急诊手术分级（W-CHEST） | 注释 |
|---|---|---|---|---|---|
| 非常紧急 | | | - 突发 ECMO/VAD 等机械辅助相关问题导致血流动力学不稳定<br>- 心脏肿瘤或心内血栓，脱落风险极高或已有危及生命的瓣膜梗阻<br>- 各种原因导致的气道梗阻、纵隔挤压，呼吸循环不稳定<br>- 腹腔内、关节腔或软组织感染或脓肿引发感染性休克，经急救后仍循环不稳定（收缩压<90mmHg）<br>- 外周或脏器、血管急性缺血<br>- 腹腔间室综合征<br>- 急性绞窄性肠梗阻<br>- 肝、脾破裂 | | |

续表

| 分类 | 理想手术时间（从决定手术到手术室切皮时间） | 定义 | 可能的临床场景 | 华西医院急诊手术分级（W-CHEST） | 注释 |
|---|---|---|---|---|---|
| 非常紧急 | | | - 新生儿消化道穿孔<br>- 急性梗阻化脓性胆管炎<br>- 腹腔内出血对复苏治疗有反应<br>- 脊柱骨折合并进行性神经功能障碍<br>- 四肢骨筋膜室综合征，伴有血管损伤和血管危象<br>- 保肢的闭合性或开放性肢体骨折<br>- 鼻腔大出血，II度喉梗阻，小儿气管异物<br>- 食管异物（异物为纽扣电池）、食管破裂/穿孔<br>- 开放性胸外伤 | | |

续表

| 分类 | 理想手术时间（从决定手术到手术至切皮时间） | 定义 | 可能的临床场景 | 华西医院急诊手术分级（W-CHEST） | 注释 |
|---|---|---|---|---|---|
| 非常紧急 | | | - 肾损伤（肾蒂损伤）导致循环不稳定<br>- 眼内炎、眼球内异物<br>- 眼眶异物<br>- 鼻腔异物（异物为纽扣电池）<br>- 颈部器官大血管损伤、颈部贯通伤<br>- 鼻颊复合性外伤<br>- 断耳再植<br>- 非计划二次手术：胸腔内出血、脏器扭转（肺扭转等）、肺梗死<br>- 彩超确认的睾丸扭转，拟行睾丸探查术<br>- 嵌顿性疝（膈疝、切口疝、食管裂孔疝等） | | |

续表

| 分类 | 理想手术时间（从决定手术到手术至切皮时间）定义 | 可能的临床场景 | 华西医院急诊手术分级（W-CHEST） | 注释 |
|---|---|---|---|---|
| 紧急 | 4小时内 | 优先：患者生命体征暂时平稳，但处于器官存活或代偿系统性失代偿的威胁中，或不行手术治疗病情将会显著恶化。需准备好下一个急诊或非急诊手术间 | - 感染性心内膜炎、瓣叶穿孔、赘生物>10mm、活动度较大、主动脉根部脓肿，但循环暂时稳定者<br>- 主动脉窦瘤破裂，循环暂时稳定，但有进一步恶化可能<br>- 瓣膜功能障碍：卡瓣、瓣架撕脱、循环暂时稳定，但病情持续恶化<br>- 复杂先天性心脏病在等待手术过程中出现失代偿，需要紧急手术处理否则将发生死亡或器官不可逆损害，包括并不限于：大动脉转位发生冠状动脉缺血症，左心房发育不良患者出现循环灌注差甚至肠 | W-CHEST 3（黄色急诊单） | |

续表

| 分类 | 定义 理想手术时间（从决定手术到手术室切皮时间） | 可能的临床场景 | 华西医院急诊手术分级（W-CHEST） 注释 |
|---|---|---|---|
| 紧急 | | 供血不足；法洛四联症患者频发严重的缺氧发作；主动脉缩窄加重；动脉导管未闭依赖的肺循环患者导管开始缩小等<br>- 严重胸骨/纵隔感染，胸骨裂开，需要当日清创<br>- 心脏肿瘤或心内血栓，脱落风险极高或已有危及生命的瓣膜梗阻<br>- 急性胆管炎<br>- 肝、脾及腹腔脓肿保守治疗效果不佳<br>- 胆管结石伴胆管炎，保守治疗效果不佳<br>- 胆囊结石伴嵌顿，不能保守治疗者；胆囊结石伴急性胆囊炎保守治疗无效者；胆囊积脓<br>- 急性化脓性阑尾炎 | |

续表

| 分类 | 理想手术时间（从决定手术到手术室切皮时间） | 定义 | 可能的临床场景 | 华西医院急诊手术分级（W-CHEST） | 注释 |
|---|---|---|---|---|---|
| 紧急 | | | - 急性肠梗阻不排除血供障碍或脏器穿孔<br>- 开放性肛周会阴部损伤<br>- 梅克尔憩室伴出血或穿孔<br>- 大网膜扭转<br>- 嵌顿疝<br>- 肠套叠<br>- 空腔脏器穿孔<br>- 四肢骨筋膜隔室综合征<br>- 骨盆及四肢开放性粉碎性骨折（Ⅲ度）<br>- 伴有截瘫或进行性神经损伤症状的脊柱骨折<br>- 各类四肢躯体的开放性损伤清创手术（不包括儿童） | | |

续表

| 分类 | 理想手术时间（从决定手术到手术室切皮时间）定义 | 可能的临床场景 | 华西医院急诊手术分级（W-CHEST） | 注释 |
|---|---|---|---|---|
| 紧急 |  | - 儿童股骨头滑脱、儿童股骨颈骨折<br>- 尿潴留无法安置尿管者<br>- 急性弥漫性腹膜炎<br>- 肠扭转<br>- 眼球破裂伤<br>- 眼球穿孔伤<br>- 颈部脓肿、咽旁间隙脓肿（可能致呼吸道梗阻）<br>- 纵隔脓肿（不伴感染性休克）<br>- 食管破裂/穿孔（不伴感染性休克）<br>- 膈疝伴嵌顿风险、食管裂孔疝伴嵌顿风险 |  |  |

续表

| 分类 | 理想手术时间（从决定手术到手术室切皮时间） | 定义 | 可能的临床场景 | 华西医院急诊手术分级（W-CHEST） | 注释 |
|---|---|---|---|---|---|
| 紧急 | | | - 非计划二次手术<br>- 连枷胸（致呼吸衰竭）<br>- 胸腔内异物<br>- 肝瘤破裂出血（腹腔抽出不凝血）<br>- 急性坏死性胰腺炎<br>- 坏死性筋膜炎，伴肢体存活或器官威胁 | | |
| | 6～8小时内 | 次优先：患者生命体征平稳，不行手术治疗病情将会进一步恶化 | - 主动脉瘤直径>5.5cm，存在自发破裂及发展为主动脉夹层风险<br>- 心脏肿瘤或心内血栓，存在脱落风险<br>- 瓣膜梗阻风险，循环尚稳定但有进一步恶化可能 | W-CHEST 4（绿色急诊单） | |

续表

| 分类 | 理想手术时间（从决定手术到手术室切皮时间） | 定义 | 可能的临床场景 | 华西医院急诊手术分级（W-CHEST） | 注释 |
|---|---|---|---|---|---|
| 紧急 | | | - 中心ECMO辅助患者需要当日撤离ECMO<br>- 非计划二次手术：各种术后新发的问题需要外科处理，循环和器官灌注处于边缘状态，包括并不限于：室间隔缺损补片撕脱，新发室间隔缺损<br>- 严重胸骨/纵隔感染，胸骨裂开，需要当日清创<br>- 肢体巨大恶性肿瘤破溃出血或感染需截肢者<br>-ECMO支持患者，需转为VAD支持<br>-心脏移植（根据供体到达时间） | | |

续表

| 分类 | 理想手术时间<br>（从决定手术到手术室切皮时间） | 定义 | 可能的临床场景 | 华西医院急诊手术分级<br>（W-CHEST） | 注释 |
|---|---|---|---|---|---|
| 紧急 | | | - 急性单纯性阑尾炎<br>- 急性包裹性阑尾周围脓肿<br>- 急性单纯性肠梗阻<br>- 普通伤口清创<br>- 膀胱破裂<br>- 阴茎严重外伤<br>- 开放性骨折（Ⅰ度、Ⅱ度）<br>- 肠梗阻<br>- 开放性肛周会阴部损伤<br>- 眼表开放性损伤（包括眼睑皮肤、结膜）<br>- 前层角膜异物（非穿透性）<br>- 胸壁异物 | | |

续表

| 分类 | 理想手术时间（从决定手术到手术室切皮时间） | 定义 | 可能的临床场景 | 华西医院急诊手术分级（W-CHEST） | 注释 |
|---|---|---|---|---|---|
| 紧急 | 12小时内 | 紧急：患者生命体征暂时稳定，等待手术的同时行相关检查，但如不行手术治疗病情会显著恶化 | - 受供体时间限制的心脏移植<br>- 主动脉夹层或主动脉瘤，经临床处理血流动力学相对稳定，但等待手术期间仍存在较大风险者<br>- 发生过血压下降、缺氧发作、严重心律失常、心绞痛等，经临床治疗病情暂时稳定，无法安排择期手术者<br>- 非计划二次手术：各种术后新发的问题需要外科处理，患者无法脱离呼吸机，需要尽快安排手术以避免严重结局的发生<br>- 预计在12小时内撤离中心ECMO | W-CHEST 5（绿色急诊单） | 等待手术的同时行相关检查 |

续表

| 分类 | 理想手术时间（从决定手术到手术室切皮时间） | 定义 | 可能的临床场景 | 华西医院急诊手术分级（W-CHEST） | 注释 |
|---|---|---|---|---|---|
| 紧急 | | | - 心脏肿瘤或心内血栓，存在脱落风险及瓣膜梗阻风险，循环尚稳定但有进一步恶化可能<br>- 根据以上疾病实际情况变化情况，急诊科保有随时调整级别的权利<br>- 局限性腹膜炎或需手术治疗的软组织、脏器及关节腔感染<br>- 伤口清创<br>- 胆囊结石伴胆囊炎，保守治疗无效<br>- 梅克尔憩室伴出血<br>- 大网膜扭转 | | |

续表

| 分类 | 理想手术时间（从决定手术到手术室切皮时间） | 定义 | 可能的临床场景 | 华西医院急诊手术分级（W-CHEST） | 注释 |
|---|---|---|---|---|---|
| 紧急 | | | - 人工关节脱位复位术或急性感染<br>- 食管异物（除纽扣电池以外其他异物）、术后乳糜胸<br>- 结石导致肾功能不全、电解质紊乱<br>- 鼻腔异物、外耳道异物（除纽扣电池外的其他异物）<br>- 乳腺术后出血、乳腺外伤出血 | | |
| 非紧急 | 48小时内 | 较为紧急：患者生命体征平稳，病情不会显著恶化 | - 暂时无嵌顿坏死的膈疝<br>- 二次剖腹探查<br>- 急性胆囊炎<br>- 各种泌尿系统感染需要引流减压<br>- 乳腺炎、乳腺脓肿 | W-CHEST 6（蓝色急诊单） | 安排择期手术、提前排日程 |

续表

| 分类 | 理想手术时间（从决定手术到手术室切皮时间） | 定义 | 可能的临床场景 | 华西医院急诊手术分级（W-CHEST） | 注释 |
|---|---|---|---|---|---|
| 非紧急 | 72小时内 | 一般紧急：患者生命体征平稳，病情不会恶化但不平稳以致不能出院 | -烧伤初次清创、扩创 | W-CHEST 7（蓝色急诊单） | 安排择期手术，提前排日程 |

注：GCS. Glasgow coma scale, 格拉斯哥昏迷量表；ECMO. extracorporeal membrane oxygenator, 体外膜氧合器；VAD. ventricular assist device, 心室辅助装置。

2. 急诊手术患者，术前务必明确外科负责医疗组，由麻醉医师、主管外科医师根据患者术前、术中情况判断患者术后是否需要收入外科重症监护病房（surgical intensive care unit, SICU）监护。如有需求，应提前与 SICU 住院总医师联系并预定床位，转入前半小时通知 SICU 护士站，以便做好收治患者的准备工作。收治后 24 小时内相关外科医疗组应到 SICU 查看患者。

3. 麻醉及术前应详细核对患者信息，完成手术安全三方核查及手术风险评估。

4. 若术中诊断与术前诊断不一致需改变手术方式时，必须征得患者家属、委托人同意并签署书面同意书。

5. 术后患者应由麻醉医师、手术医师负责送回病房或 ICU，并及时与患者家属沟通病情，告知术中情况及术后患者去向。

6. 术后应立即完成术后病程记录，24 小时内应完成术后记录，并由主刀医师签字。

（游　蓁　牛肖雅　蒲国蓉）

## 问题 4　不良事件

### 一、概述

#### （一）定义

医疗不良事件是指在临床诊疗活动中及医院运行过程中，任何可能影响患者诊疗结果、增加患者的痛苦和负担、可能引发医疗纠纷或医疗事故、影响医疗工作的正常运行、影响医务人员人身安全的因素和事件。

国际上有关医疗失误的大型流行病学调查研究结果显示，急诊住院患者中 3.5%～16.6% 曾经发生医疗不良事件，其中有 30%～50% 的不良事件被认为应该可以通过系统的介入加以预防和避免。世界卫生组织（World Health Organization，WHO）数据表明，全球每 10 名住院患者中就有 1 人可能受到不良事件的安全威胁。每年世界各国因不良事件导致了严重的医疗资源浪费，我国每年用于处理抗菌药物不良反应的费用为 29.1 亿～139.3 亿元。

随着医疗管理研究的深入，不良事件上报被认为是发现医疗安全隐患、防范医疗事故、提高医疗质量、保障患者安全、促进医学发展和保护患者利益的重要措施，已成为医疗质量与医疗安全管理的一项核心内容。

因此，在华西医院管理规定中，任何不良事件均需报告。

## （二）不良事件实施分级管理

Ⅰ级事件：指非预期患者的死亡，或由非疾病自然进展过程造成的永久性功能丧失的事件。

Ⅱ级事件：在疾病医疗过程中因诊疗活动而非疾病本身造成的患者机体与功能损害。

Ⅲ级事件：虽然发生了错误事件，但未给患者机体与功能造成任何危害，或有轻微后果而不需要任何处理可完全康复。

Ⅳ级事件：由于及时发现，医疗错误在对患者实施之前被及时发现并得到纠正，未造成危害的事件。

其他事件：医疗行为或流程本身没有错误，但由于其他因素可能影响医疗活动的事件，如外院医疗纠纷患者、恶意欠费、家属遗弃患者、因语言不通导致医患沟通不畅、患方拒绝签署医疗文书等，此类事件作为备案事件处理。

## （三）严格实施报告时限管理（表2-4-1）

表2-4-1　不良事件上报时限

| 事件级别 | 当事人、科室报告时限 |
| --- | --- |
| Ⅰ级 | 事件发现之时起 2 小时内 |
| Ⅱ级 | 事件发现之时起 12 小时内 |
| Ⅲ级 | 事件发现之时起 24 小时内 |
| Ⅳ级 | 鼓励自愿报告，暂不做时限要求 |

# 二、上报流程

当发生或发现不良事件时，医务人员除了立即采取有效措施，防止损害进一步扩大，还应立即向上级医师及科室主任报告，同时采取适宜的形式上报医务部门，且全院各级各类工作人员均对医疗不良事件具有报告的责任。

例如：手术室内若发生与手术操作相关或手术安全核查相关的不良事件，手术医师、麻醉医师及手术室护士均有报告的责任。

华西医院实施多渠道报告，具体如下。

1. 登录医院信息系统（hospital information system，HIS）按照表单要求进行填写。

2. 部分科室医务人员若无法在 HIS 中填报，可将填好的医疗不良事件电子表格发送到医院医务部邮箱。

3. 若不良事件可能迅速引发严重后果，应该进行电话报告，并随后补报书面报告。夜间及节假日应统一上报医院总值班人员。

医务部门在初步审核后根据不良事件主要责任情况转发给各职能部门进一步处理。各职能部门在接到报告后应登记备案，及时调查核实，做出处理，督促相关科室限期整改、落实，消除隐患。必要时上报分管院领导。

（林圯昕 蔡雨龙）

## 问题5 术前谈话

在外科的临床工作中，术前谈话、与患者家属沟通是外科医师必备的临床技能。在临床实践中，患者实施手术之前，外科医师必须向患者、家属等可负法律责任的人进行术前谈话和沟通，医师有责任和义务将患者的病情、治疗方案和措施、医疗风险及并发症、预后情况等内容客观地告知他们，使之对疾病有一定了解，对手术治疗方案达成统一意见，对可预测或不可预测的手术风险表示一定的理解并能承担。

充分、有效的术前谈话和医患沟通，可以使医患双方达到对医疗活动的理解，让患者充分享有自己的权利，可以促进诊疗效果的提高，有助于患者身心早日康复，降低医疗纠纷发生率。因此，必须要加强医患沟通，掌握术前谈话的要点与技巧，这是临床医疗工作的重要环节。

在华西医院，术前谈话记录、患者家属沟通记录表均需要先在 HIS 进行记录，并在记录完成后，打印纸质版。谈话医师、沟通对象均需在相应的记录上进行签字确认。

## 一、准备

1. 提前与患者、家属或相关责任人取得联系，约定谈话时间、地点。谈话地点一般应在病区内。部分医院专门设有"谈话间"，内有摄像头、录音和投影仪等设备，以便需要时向患方讲解病情、手术方案，同时留下影像、声音记录。

2. 参与谈话的医师应是该患者的主治医师，病情危重患者或重大、复杂手术患者需主刀医师亲自谈话，科室甚至医院负责人参与。此外，如有语言障碍、风俗习惯差异应通报医务部门提供支持以协助术前谈话。

3. 谈话医师应提前熟知患者疾病的诊断情况、手术治疗的必要性、手术方式选择依据、术中和术后可能出现的并发症及意外情况、拟采取的预防并发症及意外情况的有效措施、手术治疗的预后和经费估算等方面。特别要充分学习和了解其他治疗方式,做好充足准备,能够在谈话中回答患者所提出的问题。

## 二、要点

1. 目前的诊断  介绍患者病情,汇报目前考虑的主要诊断及可选的治疗方案,使患者家属明白是什么病,应该怎么治疗。

2. 手术治疗的必要性  讲明手术的必要性和可选择的手术方案,分析各种方案的优缺点,以及不考虑手术时的备选治疗方案;让他们感受到术前医师对患者诊断准确、准备充分的认真负责态度,感觉到手术决策的科学性,从而使他们树立战胜疾病的信心,建立对医疗服务和技术水平的信任。

3. 手术的风险性  术中、术后及出院后可能出现的风险或并发症。对手术的必要性和风险性的关系问题,许多患者及其家属不一定理解,甚至产生误解。因此,术前谈话一定要帮助他们充分理解手术必要性和风险性的关系,了解防范风险的措施和能力、风险防范能力的有限性,消除对手术风险的恐惧心理和对手术安全性的不切实际的期望。

4. 手术治疗效果的评估  手术治疗的效果是患者最关心的问题,手术效果的好坏直接影响患者的预后。对于大多数外科疾病,手术治疗后疗效明显,因此大多数患者及其家属都有急于求成的心理，甚至一时看不到明显的效果，就会埋怨手术白做了或不成功，引起不必要的医疗纠纷。虽然外科医师对患者的预后评估不可忽视，但由于疾病的特点、进展和个体差异不同，手术治疗的效果表现有滞后性和不可预测性，决定了手术治疗有局限性。谈话医师需要严格、严谨地讲出手术治疗后，目前疗效的总体情况，如肿瘤患者切除术后的5年生存率，并进行解释。

5. 手术治疗的经济负担　不同的治疗方案和手术方式所需治疗费用差异很大，一般而言，手术越大、手术风险越大，费用越高，尤其是大手术并发症的风险增大，治疗费用可能更高。大手术后出现严重并发症时即使花费巨大也不能取得较好的治疗效果，有时甚至患者死亡，"人财两空"。

6. 避免医疗纠纷　医疗投诉的案例大部分都与经济因素有关，手术决策时必须考虑患者对手术风险的理解及对风险的心理承受能力和经济承受能力，以减少或避免医疗纠纷。

7. 避免患者误解　术前谈话一定要向患者及其家属强调外科治疗的集体团队精神和作用，不要过分强调个人的作用，以免造成患者的误解，也不利于外科治疗集体的团结。

## 三、技巧

1. 建立初始的融洽氛围，问候患者表示尊重，关注患者的身体舒适状态。同时还可以通过合适的非语言行为来建立与患者的关系,包括:目光的接触、面部的表情;姿态、位置、移动;声音的暗示,如语速、音量、语调。此外,还需显示出恰当的信心。

2. 语言要做到通俗易懂,尽量减少医学用语,恰当使用类比。让患者及家属对手术有一个全面的了解,然后根据患者的不同年龄和知识掌握程度,进行讲解。还可以借助道具、做图来加强沟通和理解。让患者及家属对所患疾病有一个全面、正确、客观的认识,以免对于现有医疗水平和技术的期望值过大。

3. 在沟通时采用主动性和开放性谈话为主。医护人员主动向患者、家属介绍病情,然后了解患者及家属的呼声和要求。

4. 坦诚的态度。首先要求医师做到对患者的尊重、同情,解除患方的顾虑。坦诚的态度是沟通的基础,只有态度坦诚,患方才能无所不谈,医师才能获得更多的信息,这样才能使沟通的内容更丰富、饱满。

5. 在患者及家属陈述时要学会倾听。医护人员要尽可能以耐心、专心、关心的态度倾听对方的陈述,让患者说完而不要去打断,并且在回答患者问题之前,给患者留出思考的时间,或者在停顿之后继续。同时,通过语言或非语言方式辅助促进患者的应答,如采用鼓励、沉默、重复、变换措辞及解释等方法。

(林圮昕　蔡雨龙)

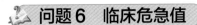

## 问题6 临床危急值

临床危急值是指某种临床检验、检查的严重异常结果，表明患者正处于生命危险的边缘状态，提示临床医师需要迅速、及时给予有效的干预措施或治疗，以挽救患者生命，避免出现严重的后果。危急值的严格管理，能够确保临床医护人员能及时准确掌握患者情况，采取及时有效的治疗措施，从而保证医疗质量和医疗安全。

### 一、报告、处理基本流程

危机值的报告、处理流程必须严格规范。全国三甲医院的流程大致类似，不同医院流程有些许差异。例如安徽医科大学第一附属医院强调了必要时必须从值班医师到科主任逐级汇报制度；北京协和医院强调了要保存危机值标本，实验室必须自己审核是否属于错误危机值，保证了危机值的正确性。其他一些医院还特别强调了时间的及时性，保障了将危机值快速有效地传递给主管医师。

华西医院在危急值报告、处理上主要按照以下流程进行。

1. 医技/实验室等相关科室电话通知临床科室或主管医师患者危急值的有关信息。

2. 报告电话的接听记录者应为医护人员，接到医技/实验室等相关科室的电话通知后，认真倾听并复述核实报告内容，无误后逐项填写《危急值报告登记本》,注意无漏登记。

3. 通知值班医师或主管医师,并让处理医师在《危急值报告登记本》上签字确认。

4. 处理医师检查患者,根据临床危急值及患者临床情况进行相应的分析判断,提出处理方案并向上级医师汇报后,立即给予相应处理并开出医嘱。

5. 医师需要 6 小时内在 HIS 系统的病程中记录接收到的"危急值"结果和诊疗措施及处理效果。

6. 护理人员立即执行医嘱并做好记录。

7. 处理医师应做好相应危急值复查工作,并向患者的主管医师交班。

## 二、常见临床危急值、原因分析及处理方法

### (一)血小板计数异常

1. 血小板计数低于 $30×10^9/L$,可致自发性出血,应立即给予升高血小板的治疗,同时要进一步查明血小板降低的原因,针对病因进行治疗。

2. 血小板计数高于 $1\,000×10^9/L$,易出现血栓,应给予抗血小板活性的药物治疗,并针对导致血小板升高的病因进行治疗。

### (二)凝血酶原时间(prothrombin time, PT)或活化部分凝血活酶时间(activated partial thromboplastin time, APTT)延长

常见原因:①先天性凝血因子缺乏,如凝血

酶原（因子Ⅱ），因子Ⅴ、Ⅶ、Ⅹ及纤维蛋白原缺乏；②获得性凝血因子缺乏，如继发性/原发性纤维蛋白溶解功能亢进，严重肝病等；③使用肝素，血液循环中存在凝血酶原，因子Ⅴ、Ⅶ、Ⅹ及纤维蛋白原的抗体，可以造成凝血酶原时间延长。

处理：可输注相应的凝血因子、冰冻血浆、血小板等。同时积极处理原发病。

### （三）血糖异常

1. 血糖小于 2.2mmol/L ①早期低血糖仅有出汗、心悸、乏力、饥饿等症状，神志清醒时，可给患者饮用糖水，或进食含糖较多的饼干或点心；②如患者神志已发生改变，应用 50% 葡萄糖 40～60ml 静脉注射，更严重时，可用 10% 葡萄糖持续静脉滴注。

2. 血糖大于 22.2mmol/L 补液先盐后糖、先快后慢；建立补液及胰岛素两条静脉通道。

（1）补液：前 4 小时输入总失水量的 1/3～1/2；前 12 小时输入总量的 2/3；其余部分于 24～28 小时补足。

（2）胰岛素：生理盐水 500ml+ 胰岛素 20U，以 4～6U/h，即每分钟 30～50 滴的速度静脉滴注。

### （四）血钾异常

1. 血钾小于 2.5mmol/L

（1）对造成低钾血症的病因积极处理。

（2）分次补钾，边治疗边观察。

2. 血钾高于 6.2mmol/L 高钾血症有导致患

者心搏骤停的危险,因此诊断后应及时处理。首先停用一切含钾的药物或溶液,并且利尿。为降低血钾浓度,可采取以下几项措施。

(1)输入碳酸氢钠溶液。

(2)输入葡萄糖溶液及胰岛素:用25%葡萄糖溶液100~200ml,每5g葡萄糖加入正规胰岛素1U,静脉滴注。

(3)阳离子交换树脂的应用:可口服,每次15g,每日4次。

(4)透析疗法:有腹膜透析和血液透析两种。用于上述治疗仍无法降低血钾浓度时。

### (五)血钠异常

1. 血钠小于110mmol/L 重度低钠出现休克者应先补足血容量,以改善微循环和组织器官的灌注,晶体溶液和胶体溶液都应该用。晶体溶液的用量要比胶体溶液大2~3倍。然后可静脉滴注高渗盐水(一般为5%氯化钠溶液)200~300ml,尽快纠正血钠过低。

2. 血钠大于160mmol/L 首先针对导致高钠血症的病因进行治疗。对于无法口服的患者,可静脉滴注5%葡萄糖溶液或低渗的0.45%氯化钠溶液,以补充已丢失的液体。所需补液量按每丢失体重的1%补液400~500ml计算。

### (六)细菌培养阳性

应根据培养结果及药敏试验结果选用敏感抗生素治疗。

## （七）病理检查结果恶性

术前、术中诊断为良性病变，术后病理检查结果为恶性，与临床判断不符合。应立即报告主管医师予以进一步处理。

（蔡雨龙）

## 问题7 术后呼吸困难

常见原因：气道梗阻、肺不张、肺水肿、急性肺栓塞。

## 一、气道梗阻

1. 病因

（1）全身麻醉手术结束患者自主呼吸未完全恢复。

（2）术后因切口疼痛、咳嗽无力造成气管内痰液聚集。

（3）纵隔肿物，特别是胸内甲状腺肿，长期压迫致气管变形、扭曲、狭窄或软化。

（4）合并重症肌无力的胸腺瘤切除，术后因肌无力危象、呼吸肌麻痹造成气道梗阻。

2. 处理原则：针对气道梗阻的原因予以相应处理。

（1）术毕患者彻底清醒，自主呼吸完全恢复后，再拔出气管内插管。在运送患者途中随时注意患者呼吸情况，取头位。

（2）拔出气管插管前彻底吸痰。术后有效镇痛并鼓励患者咳嗽排痰，必要时行鼻导管或纤维支气管镜吸痰。

（3）术中应彻底止血，防止创面血肿压迫气管。

（4）警惕术后肌无力危象，根据病情确定是否需要辅助呼吸。

## 二、肺不张

1. 病因

（1）术中未能及时清理支气管内积存的分泌物、痰液和血块。

（2）术中挤压病灶，使痰液和血块堵塞位于下方的健侧支气管。

（3）术后因伤口疼痛咳嗽无力，不能有效排痰。

2. 临床表现、体格检查及辅助检查　多发生在术后 1~3 天，表现为呼吸浅而快，血氧饱和度下降至 90% 以下。听诊患侧肺泡呼吸音减弱或消失。有时气管移向患侧，患侧肋间肌内陷。X线胸片可证实肺不张诊断。

3. 处理原则

（1）术后有效镇痛并鼓励患者咳嗽排痰。给予雾化以利于痰液排出。

（2）一旦发现肺不张，先做深部吸痰，若效果不佳，则经纤维支气管镜吸痰。

## 三、肺水肿

1. 病因　胸部手术通常造成肺组织不同程度的损伤,可使受损伤肺脏局部出现创伤性肺水肿。同时,部分肺切除后,如残肺膨胀不全,术后输入晶体溶液过多,容易出现循环超负荷,并发急性肺水肿。

2. 临床表现、体格检查及辅助检查　患者可出现呼吸困难、发绀、心动过速、咳泡沫样痰,端坐呼吸。听诊双肺底(尤其是健侧)湿啰音,动脉血氧分压和血氧饱和度下降。

3. 处理原则　术中尽量减少对肺组织的损伤,术后限制液体入量。同时有效镇痛并鼓励患者咳嗽排痰。必要时给予呼吸机辅助通气。

## 四、急性肺栓塞

1. 病因　下肢深静脉或盆腔静脉内血栓脱落,进入肺动脉或其分支造成栓塞。胸外科术后急性肺栓塞的主要原因是手术创伤、卧床、肥胖和肿瘤患者。

2. 临床表现及辅助检查　轻者无症状或仅有短暂呼吸困难。中度和重度患者还可出现胸痛、咯血和晕厥,严重者甚至死亡。D-二聚体 >500ng/ml 对于肺栓塞有一定诊断价值。X 线胸片典型表现为:胸膜为底,尖部朝向肺门的楔形肺浸润影。CT 肺动脉造影更为准确。

3. 处理原则 术后预防性采用低分子肝素抗凝治疗。一旦发生肺栓塞应用链激酶、尿激酶溶栓治疗。对于溶栓治疗失败者可考虑手术取栓。

（徐昱扬）

## 问题8 术后心率增快

【概念】

成人每分钟心率超过 100 次，称为心率增快。

【常见原因】

导致心率增快的原因很多，术后与外科相关的因素包括血容量不足、心功能障碍、缺氧、电解质紊乱、酸碱失衡、休克、甲状腺功能亢进、单纯的快速型心律失常、感染或非感染性发热、药物、疼痛、交感神经兴奋或迷走神经抑制等。

【体格检查及辅助检查】

1. 结合术前病史，准确及时发现病因或诱发因素是治疗心率增快的关键，从而防止致病因素的进一步恶化及严重心率增快导致的循环灌注不足。

2. 查体及辅助检查，如心脏听诊、脉搏触诊、心电图、心电监护，此外，长时间心电图记录、食管心电图、心腔内电生理检查将有助于诊断电生理导致的心律失常类型。

【处理】

针对性去除病因和诱发因素。

1. 病因处理 治疗心力衰竭,控制甲状腺功能亢进、治疗感染控制炎症、针对不同类型单纯快速心律失常运用不同药物。

2. 去除诱发因素 纠正血容量不足、提高血氧饱和度,纠正电解质酸碱紊乱、控制疼痛、减轻焦虑。

(刘 峥)

## 问题9 术后低血压

**【概念】**

目前,对术后低血压的诊断尚无统一标准,一般认为成年人上肢动脉血压低于 12/8kPa(90/60mmHg)或与术前血压相比明显下降即为低血压。

**【常见原因】**

**(一)循环血容量不足**

1. 血容量丢失 术中出血量大;术后止血不严格导致器官、血管出血或凝血功能障碍组织渗血较多。

2. 静脉回流障碍 机械通气、张力性气胸等压迫上下腔静脉;心脏压塞。

**(二)血管张力降低**

1. 麻醉因素 术后麻醉药物作用未消退时,机体调控能力不佳,使血管扩张,回心血量降低。

2. 药物因素 抗高血压药,抗心律失常药,术后镇痛药物。

3．机体状态

（1）高龄或体质衰弱患者机体调节能力和储备量较低，同时术前禁饮食，术中术后体液丢失、低蛋白或术后引流液量较大，导致有效血液循环量低。

（2）发生过敏反应、肾上腺皮质功能低下时，血管张力下降。

（3）术后机体调控能力未完全恢复，患者体位突然变化，使回心血量降低。

（4）全身炎症反应影响外周血管张力，或致毛细血管渗出，血容量及心排血量降低。

**（三）心脏功能不全**

心律失常、急性心力衰竭、心肌缺血、肺栓塞等。

**【临床表现、诊断及辅助检查】**

1．临床表现　因脑、心、肾等重要脏器缺血，患者可出现头晕、黑矇、肢软、冷汗、心悸、少尿、脉压减小等症状与体证，严重者表现为晕厥或休克。

2．诊断　主要根据动脉血压测量值达到低血压标准，同时结合病史、手术情况等综合判断低血压原因。

3．辅助检查　主要是明确术后低血压的原因，如各个腔隙的超声、CT 检查，血气分析，血管造影等。

**【处理】**

1．补充血容量　补充有效血容量，减少和停止丢失。

2. 提高血管张力　运用血管活性药物，保证重要器官的有氧血灌注；同时针对不同病因处理，如运用抗生素控制炎症，若为药物原因则调整有关的药物剂量或更换、停止使用等。

3. 改善心功能　请专科会诊处理，针对病因处理，改善心功能。

（刘　峥）

# 问题10　术后发热

## 【概念】

当感染性或非感染性因素导致体温调节中枢出现功能障碍而使体温超出正常范围，称为发热。发热的临床分度以口腔温度为标准，37.3～38℃属于低热，38.1～39℃属于中度热，39.1～41℃属于高热，41℃以上为超高热。

发热是外科术后最常见的症状之一，发热不一定表示伴发感染。

## 【常见原因】

### （一）非感染性发热

主要原因有手术时间长（＞2 小时）、广泛组织损伤、术中输血、药物过敏、麻醉药引起的肝中毒等。

1. 手术反应热　最为常见，多在手术当天或第 2 天出现，2～4 天后恢复正常，体温通常不超过 38.5℃。一般来说，手术反应热的程度和持续时间与手术大小和损伤的程度有关。此外，损伤区血液成分及其他组织的分解产物的吸收亦可引起发热，即"吸收热"。

2. 输血或输液反应热　多发生在输血、输液过程中，表现为突然寒战、高热，体温可达 39～40℃，严重者出现休克。输液反应热的机制有：①输入液体质量不合格；②液体加注药物质量不合格或配伍不当；③输液器存在质量问题；④输液环境或操作不当等原因导致外源性致热源入血，激活了白细胞释放内源性致热源引起发热。

输血热为输血并发症，以非溶血性发热反应最常见，其主要原因有：①致热源污染，如蛋白质、细菌代谢产物或死菌等污染保存液或输血用具；②免疫反应：患者体内有特异的抗体，如白细胞凝集素、血小板抗体等，对所输入的白细胞或血小板发生作用，引起发热，主要出现在反复输血或经产妇患者中。

3. 药物热　较常见，以抗生素类最多，发热出现在用药 5～10 天以后，多为高热，达 39℃以上，一般情况良好，无明显中毒症状，无感染灶及其他可解释原因。停用抗生素后体温可迅速恢复正常，再次应用后又出现高热。药物热的机制一般认为是药物引起的迟发型超敏反应，抗原抗体复合物被白细胞吞噬，释放内源性致热源导致体温升高。

4. 脱水热　较为常见，多由于术前禁食、过度出汗或补液不足等原因造成，患者出现高热、烦躁、口渴等，体检正常，补足液体后一般可恢复正常。

### （二）感染性发热

各种病原体，如细菌、病毒、肺炎支原体、立克次体、真菌、螺旋体及寄生虫等侵入机体后引起的发热。其危险因素包括患者体弱、高龄、营养状况差、糖尿病、吸烟、肥胖、使用免疫抑制剂或原已存在感染病灶。手术因素有止血不严密、残留死腔、组织创伤等。

1. 切口感染是感染性发热的常见原因，表现为术后 3～5 天体温恢复正常后再度发热，或体温升高后持续不退，伴切口皮肤发红、肿痛，缝线处可见脓性分泌物渗出，血常规检查可见白细胞计数和 / 或中性粒细胞百分比升高。

2. 手术时，术野消毒、裸露时间长，或术前术后风寒等，均可导致上呼吸道感染、肺部感染，患者多同时有鼻塞、流涕、咽干等上呼吸道感染症状及头痛等。

肺部感染多见于老年人，常发生在术后 1～3 天，患者咳嗽、气促、肺部啰音，血常规检查可见白细胞计数和 / 或中性粒细胞百分比升高。

3. 尿路感染时患者发热常伴有明显尿频、尿急与尿痛等尿路刺激征。根据感染部位的不同（如肾、膀胱、尿道、前列腺）可有相应症状，血常规结果升高，尿液检查有红、白细胞，细菌培养阳性等。

4. 手术部位感染通常提示已经存在未引流

的脓肿，如伤口感染（化脓性和包裹性）、深部感染（如感染液积聚、脓肿、吻合口漏）等。

【体格检查及辅助检查】

1. 根据具体情况有选择地进行体格检查，综合分析判断。

2. 实验室检查　血常规、尿常规及病原体检查等，病原体检查包括：血培养加药敏试验、厌氧菌培养、痰培养等。

3. 影像学检查　彩超检查及胸、腹部 X 线片可协助明确有无腹水、胸腔积液、肺不张、肺实变等，较为常用。CT 检查较彩超及 X 线片更为清晰、直观，但价格较贵，可根据情况选用。

【处理】

（一）非感染性发热

1. 手术反应热一般不需要药物处理，可密切观察，必要时可给予物理降温。

2. 出现输血或输液反应热时应立即停止输入原血液或药液，更换新液体及输液器，如有休克症状应抗休克处理，注意监测患者生命体征，直到反应缓解。

3. 出现药物热应立即停止应用引起发热的药物，高热时给予物理降温。

4. 对于脱水热患者，往往在补足液体后，很快恢复正常。

（二）感染性发热

1. 嘱上呼吸道感染患者休息、多饮水，给予解热镇痛等对症支持治疗；合并术区感染时，可给予抗感染治疗,一般均可很快缓解。

2.出现切口化脓感染时,应酌情拆除缝线、彻底引流,及时、定期更换切口敷料为治疗的关键,适时加做细菌培养及药敏试验,合理选用有效抗生素,及时处理合并症,如糖尿病、低蛋白血症等。

3.对于肺不张及肺部感染患者,最基本的治疗方法是鼓励并协助患者咳嗽排痰,做间断深呼吸,使塌陷的肺泡重新膨胀,可适时使用呼吸训练器,没有条件时可鼓励患者吹气球,简单的疗法往往能起到意想不到的效果,同时足量使用敏感抗生素。

4.嘱尿路感染患者休息,同时给予补液、应用广谱抗生素,或根据尿细菌培养结果选用敏感抗生素,及时拔除尿管,尿管堵塞时及时更换。

(周荣幸 冯 磊)

## 问题11 术后疼痛

【概念】

术后疼痛是术后即刻发生的急性疼痛,通常持续不超过 7 天,是由于术后化学、机械或温度改变刺激伤害感受器导致的炎性疼痛,属伤害性疼痛。

【术后疼痛干预前评估】

1.疼痛的起始与疼痛形式 疼痛什么时候开始的?频率怎么样?疼痛强度有没有变化?

2.疼痛的部位 疼痛主要发生在哪里？是手术切口疼痛？牵涉痛？或其他部位？

3.疼痛的特征 是什么样感觉的疼痛？

4.疼痛的强度 疼痛的严重程度怎么样（见疼痛强度评估）？

5.加重和缓解因素 什么因素可以加重或缓解疼痛？

6.治疗史 过去有哪些治疗方式对减轻疼痛有效或无效？

7.疼痛的影响 疼痛是否影响身体功能、情绪和睡眠？

8.影响疼痛评估的因素 哪些因素可能影响疼痛评估的准确性或可靠性（如文化或语言障碍、认知障碍）？

【常用疼痛强度评估方法】

1.视觉模拟评分法（visual analogue scale，VAS） 是一种疼痛评分的量尺，长度约100mm，一端标示"无痛"，另一端标示"最剧烈的疼痛"，中间为二者的渐进过度。患者根据疼痛的强度指认相应的位置，由医师根据患者的指认确定其分值。

2.数字等级评定量表（numerical rating scale，NRS） 用0~10数字的刻度标示出不同程度的疼痛强度等级，由患者指认，"0"为无痛，"10"为最剧烈疼痛，4以下为轻度痛（疼痛不影响睡眠），4~7为中度痛，7以上为重度痛（疼痛导致不能睡眠或从睡眠中痛醒）。

3. 语言等级评定量表（verbal rating scale，VRS） 将描绘疼痛强度的词汇通过口述表达为无痛、轻度痛、中度痛、重度痛。

4. Wong-Baker 面部表情量表（Wong-Baker face pain rating scale） 由 6 张从微笑或幸福直至流泪的不同表情的面部象形图组成。这种方法适用于儿童、老年人等交流困难、意识不清或不能用言语准确表达的患者，但易受情绪、文化、教育程度、环境等因素的影响（图 2-11-1），应结合具体情况使用。

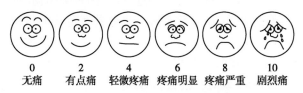

| 0 | 2 | 4 | 6 | 8 | 10 |
| 无痛 | 有点痛 | 轻微疼痛 | 疼痛明显 | 疼痛严重 | 剧烈痛 |

图 2-11-1 Wong-Baker 面部表情量表

【处理】

（一）术后并发症引起的疼痛

明确并发症原因，解除并发症后进行疼痛再评估。

（二）非术后并发症引起的疼痛

可根据不同手术类型联合应用多种镇痛技术进行多模式镇痛。

1. 胸部手术

（1）口服或静脉药物选择：①阿片类药物，使用静脉患者自控镇痛（patient controlled analgesia，

PCA)超过数小时且患者具有足够的精神认知可以理解设备和安全限制条件;②非甾体抗炎药(非磺胺类药物过敏者可术前应用,如塞来昔布)和 / 或对乙酰氨基酚;③加巴喷丁或普瑞巴林(可术前应用);④静脉注射氯胺酮(主要用于耐受阿片类药物或其他复杂情况患者)。

(2)椎旁阻滞。

(3)硬膜外麻醉联合局部麻醉(含或不含阿片类药物)或鞘内注射阿片类药物。

2. 开腹手术

(1)口服或静脉药物选择:①阿片类药物,使用静脉 PCA 超过数小时且患者具有足够的精神认知可以理解设备和安全限制条件;②非甾体抗炎药(非磺胺类药物过敏者可术前应用,如塞来昔布)和 / 或对乙酰氨基酚;③加巴喷丁或普瑞巴林(可术前应用);④静脉注射氯胺酮(主要用于耐受阿片类药物或其他复杂情况患者);⑤静脉注射利多卡因。

(2)切口局部浸润麻醉(利多卡因或罗哌卡因)。

(3)腹部平面神经阻滞。

(4)硬膜外麻醉联合局部麻醉(含或不含阿片类药物)或鞘内注射阿片类药物。

3. 全髋关节置换术

(1)口服或静脉药物选择:①阿片类药物,使用静脉 PCA 超过数小时且患者具有足够的精神认知可以理解设备和安全限制条件;②非甾体抗炎药（非磺胺类药物过敏者可术前应用，如塞来昔布）和 / 或对乙酰氨基酚；③加巴喷丁或普瑞巴林（可术前应用）；④静脉注射氯胺酮（主要用于耐受阿片类药物或其他复杂情况患者）。

（2）关节内应用局部麻醉药和 / 或阿片类药物。

（3）切口局部浸润麻醉（利多卡因或罗哌卡因）。

（4）硬膜外麻醉联合局部麻醉（含或不含阿片类药物）或鞘内注射阿片类药物。

4. 全膝关节置换术

（1）口服或静脉药物选择：①阿片类药物，使用静脉 PCA 超过数小时且患者具有足够的精神认知可以理解设备和安全限制条件；②非甾体抗炎药（非磺胺类药物过敏者可术前应用，如塞来昔布）和 / 或对乙酰氨基酚；③加巴喷丁或普瑞巴林（可术前应用）；④静脉注射氯胺酮（主要用于耐受阿片类药物或其他复杂情况患者）。

（2）关节内应用局部麻醉药和 / 或阿片类药物。

（3）切口局部浸润麻醉（利多卡因或罗哌卡因）。

（4）硬膜外麻醉联合局部麻醉（含或不含阿片类药物）或鞘内注射阿片类药物。

5. 脊柱融合术

（1）口服或静脉药物选择：①阿片类药物，使用静脉 PCA 超过数小时且患者具有足够的精神认知可以理解设备和安全限制条件；②对乙酰氨基酚；③加巴喷丁或普瑞巴林（可术前应用）；④静脉注射氯胺酮（主要用于耐受阿片类药物或其他复杂情况患者）。

（2）切口局部浸润麻醉（利多卡因或罗哌卡因）。

（3）硬膜外麻醉联合局部麻醉（含或不含阿片类药物）或鞘内注射阿片类药物。

6. 剖宫产术

（1）口服或静脉药物选择：①阿片类药物，使用静脉 PCA 超过数小时且患者具有足够的精神认知可以理解设备和安全限制条件；②非甾体抗炎药（非磺胺类药物过敏者可术前应用，如塞来昔布）和/或对乙酰氨基酚。

（2）切口局部浸润麻醉（利多卡因或罗哌卡因）。

（3）腹部平面神经阻滞。

（4）硬膜外麻醉联合局部麻醉（含或不含阿片类药物）或鞘内注射阿片类药物。

7. 心脏冠状动脉旁路移植　口服或静脉药物选择：①阿片类药物，使用静脉 PCA 超过数小时且患者具有足够的精神认知可以理解设备和安全限制条件；②对乙酰氨基酚；③加巴喷丁或普瑞巴林（可术前应用）；④静脉注射氯胺酮（主要用于耐受阿片类药物或其他复杂情况的患者）。

（周荣幸　马文杰）

## 问题12　腹　　胀

### 【概念】

腹胀是一种常见的临床表现，而非一种疾病，可以是主观上感觉腹部的一部分或全腹部胀满，通常伴有相关的症状，如呕吐、腹泻、嗳气等；也可以是客观上的检查所见，如发现腹部一部分或全腹部膨隆。

### 【发病机制】

各种消化道器官病变（包括胃肠、肝胆胰等）引起的胃肠道胀气、腹水等。

1. 胃肠道中气体吸收障碍　正常情况下，腹腔内大部分气体经肠壁血管吸收后，由肺部呼吸排出体外。有些疾病，肠壁血液循环发生障碍，影响肠腔内气体吸收，从而引起腹胀。

2. 胃肠道内气体排出障碍　因某些原因，肠蠕动功能减弱或消失，肠腔内的气体无法排出体外，从而引起腹胀。如果体内积聚的气体无法排出体外，会对消化系统造成压力，使人产生胀气，甚至疼痛的不适感，频繁地排气、呃逆、自觉腹胀或疼痛。

3. 各种原因导致的腹水。

### 【常见病因】

1. 胃部疾病是引起腹胀的重要病因之一，见于慢性胃炎、慢性萎缩性胃炎、消化性溃疡、胃扩张、胃扭转、胃下垂、幽门梗阻及胃癌等。

2．肠道疾病多见于急、慢性肠道感染（如细菌性痢疾、阿米巴肠炎、肠结核、克罗恩病、溃疡性结肠炎等），吸收不良综合征，急、慢性肠梗阻，假性肠梗阻，肠道憩室病，各种原因导致的便秘等。

3．胃肠道功能性疾病，如吞气症、顽固性呃逆、功能性消化不良（非溃疡性消化不良）、肠易激综合征（irritable bowel syndrome，IBS）等。

4．肝病是引起腹胀的重要病因，多见于急、慢性肝炎，尤其是重型肝炎（腹胀是主要且顽固的症状之一）、肝硬化（腹胀常是早期肝硬化的主要症状）、肝脓肿、肝癌等。

5．腹腔内肿块或脏器包膜牵张，常见的如巨大型肝癌、腹腔巨大间质瘤、肉瘤及较大的妇科肿瘤均可引起腹胀症状。

6．胆道疾病，如急、慢性胆囊炎，胆石症及多种原因所致的胆道梗阻等。

7．胰腺疾病，如急、慢性胰腺炎，巨大胰腺囊肿，胰腺癌等。

8．腹膜疾病，如急性化脓性腹膜炎、结核性腹膜炎、腹膜癌等。

9．急性感染性疾病，如休克型肺炎、伤寒、重型肺结核及败血症等。

10．心血管疾病，见于急、慢性充血性心力衰竭（尤其是右心功能不全），肠系膜血管栓塞或血栓形成等。

11．食物或药物代谢过程中产生过多气体。

12. 各种原因导致的腹水,如肝硬化、营养不良性腹水、癌性腹水、慢性肾功能不全、电解质及酸碱平衡紊乱、结缔组织疾病、糖尿病性胃轻瘫、血液系统疾病、中枢神经或脊髓病变等。

**【临床表现】**

腹胀的严重程度不同,有从很轻微到严重不适感。随昼夜节律变更是腹胀的共同特征,大多数患者均有在日常活动期间腹胀进行性发展和在夜间休息后倾向减轻或消失的症状。伴有腹胀的疾病有便秘、腹泻、肠易激综合征、消化不良、进食障碍性疾病和肥胖症、肠胃气胀、器质性疾病(包括某些恶性肿瘤)等。

**【体格检查及辅助检查】**

**(一)体格检查**

依据导致腹胀的原因(病因)不同而异:胃肠胀气可见腹部膨隆,局限于上腹部的膨隆多见于胃或横结肠积气所致;小肠积气腹部膨隆可局限于中腹部,也可为全腹部膨隆;结肠积气腹部膨隆可局限于下腹部或左下腹部;幽门梗阻时,上腹部可有胃型及蠕动波;肠梗阻时可见肠型及肠蠕动波,肠鸣音亢进或减弱,腹膜炎患者可有压痛及肌紧张。

功能性疾病患者一般情况良好;吸收不良综合征者有消瘦、贫血、皮肤粗糙等营养不良体征;吞气症患者可观察到频繁的吞气动作。

**(二)实验室检查**

1. 外周血中白细胞计数增高提示感染性疾

259

病；嗜酸性粒细胞减少或消失，提示肠伤寒的可能。

2．尿蛋白阳性提示肾炎或肾病综合征，尿胆红素升高可能有肝病。

3．粪便隐血持续阳性常提示胃肠道肿瘤。

4．肝功能检查对急、慢性肝炎有诊断价值。

5．腹水穿刺常规检查可确定为漏出液或渗出液。有时通过腹腔穿刺抽出少量液体即可判定为炎症、出血、消化道或胆道穿孔。在恶性肿瘤腹腔转移患者的腹腔穿刺液中可能找到肿瘤细胞。

### （三）影像学检查

腹部 X 线片可发现提示肠梗阻或假性梗阻的弥漫性肠管扩张及气液平面，以及腹水的弥漫模糊影等表现。CT 扫描、消化道造影、胃镜和结肠镜、超声波等有助于确诊器质性疾病。

### 【处理】

首先应禁食、禁饮，若有必要及时尽早行胃肠减压，如置入胃管、灌肠等治疗，同时积极处理原发病。

1．原发病治疗　主要针对原发病治疗，机械性胃肠梗阻应及时手术解除梗阻。

2．一般治疗　限制产气食物的摄入，如洋葱、芹菜等。保持排便通畅。

3．药物治疗　二甲硅油有促进厚泡沫层破裂和液体流动的作用，可减轻腹胀；促动力剂可治疗胃肠动力功能减退；酶制剂可促进内源性酶消化不完全的食物残渣分解；益生菌、益生元可改善肠道微生态环境，减少产气，从而减轻腹胀症状。

4. 其他　对于严重腹胀者，可采用肛管排气、胃肠减压、适当吸氧等措施，也可腹部热敷、脐部涂松节油，同时鼓励患者早日下床活动。对于胃瘫或麻痹性肠梗阻导致的腹胀可再用中医针灸治疗。

（刘　凯）

# 问题 13　腹　痛

【概念】

腹痛指腹部疼痛，由各种原因引起的腹腔内外脏器病变导致，临床上一般可将腹痛按起病缓急、病程长短分为急性腹痛与慢性腹痛。

【常见病因】

## （一）急性腹痛

1. 腹腔器官急性炎症　如急性胃炎、急性肠炎、急性胰腺炎、急性出血坏死性肠炎、急性胆囊炎等。

2. 空腔脏器阻塞或扩张　如肠梗阻、胆道结石、胆道蛔虫病、泌尿系结石梗阻等。

3. 脏器扭转或破裂　如肠扭转、肠绞窄、肠系膜或大网膜扭转、卵巢扭转、肝破裂、脾破裂及异位妊娠破裂等。

4. 腹膜炎症　多由胃肠穿孔引起，少部分为自发性腹膜炎。

5．腹腔内血管阻塞 如缺血性肠病、夹层腹主动脉瘤等。

6．腹壁疾病 如腹壁挫伤、脓肿及腹壁带状疱疹。

7．胸部疾病所致的腹部牵涉性痛 如肺炎、肺梗死、心绞痛、心肌梗死、急性心包炎、胸膜炎、食管裂孔疝等产生的牵涉痛。

8．全身性疾病所致的腹痛 如腹型过敏性紫癜、尿毒症、铅中毒等。

### （二）慢性腹痛

1．腹腔器官慢性炎症 反流性食管炎、慢性胃炎、慢性胆囊炎及胆道感染、慢性胰腺炎、结核性腹膜炎、溃疡性结肠炎、克罗恩病等。

2．空腔脏器的张力变化 胃肠痉挛或胃肠、胆道运动障碍等。

3．胃十二指肠溃疡。

4．脏器包膜的牵张 实质性脏器因病变肿胀导致包膜张力增加而发生的腹痛，如肝淤血、肝炎、肝脓肿、肝癌等。

5．肿瘤压迫及浸润 以恶性肿瘤居多，可能与肿瘤不断长大，压迫与浸润感觉神经有关。

6．胃肠神经功能紊乱 胃肠神经症等。

### 【体格检查及辅助检查】

### （一）体格检查

1．全身情况 体温、脉搏、呼吸、血压可反映患者的生命体征，可初步判断患者病情的轻、重、缓、急,是否需紧急处置。体格检查应仔细而全面。必要时还需检查神经、运动及生殖系统。

**2. 腹部检查要重点注意下列情况**

(1)先从视诊开始,观察腹部的外形、手术瘢痕、肠型等。

(2)听诊时注意肠鸣音是否增多、减少或消失,以及性质(高亢、金属音、气过水声或微弱)。

(3)触诊必须按顺序进行,从远离疼痛部位逐渐接近痛处,由浅层触到深处,首先应查明是全腹压痛还是局部压痛。

(4)腹部有无包块,注意肿块的部位、大小、形状、压痛、质地、有无杂音及活动度等。

(5)肝浊音界和移动性浊音。

急性腹痛原因诊断不明或下腹痛的患者必要时应行直肠、生殖器检查。应想到腹腔以外病变引起的腹痛,如肺炎、胸膜炎或心脏疾病引起的腹痛。应注意脊柱、肋脊角有无压痛,必要时做神经系检查。

**(二)辅助检查**

1. 血、尿、粪的常规检查。

2. 血液生化检查。

3. X线检查对于腹痛有重要诊断价值。胸片可以明确或排除肺和胸膜病变。腹部平片检查在腹痛的诊断中应用最多,如观察膈下游离气体,有无肠梗阻,并可了解肾、输尿管、胆囊、胆管及胰腺内有无钙化点或结石阴影,以及有无脊柱侧凸等。

4．诊断性腹腔穿刺对内脏破裂、癌结节破裂、坏死性胰腺炎及腹膜炎有确诊意义。穿刺液应送常规、生化检查，必要时行细菌培养。

5．内镜检查可在直视下发现病灶，并能取活组织标本做病理学检查，对于明确腹痛的病因有重要的诊断价值。

6．急性腹痛年龄较大者应做心电图检查，不仅为除外心肌梗死，了解冠状动脉供血情况，也为采取一些应急措施做准备。

7．超声检查、X 线、CT 和 MRI 对腹痛的诊断和鉴别诊断也具有重要的价值。

**【处理】**

1．对因治疗　病因明确者。

2．对症治疗

（1）若有休克，需予积极抢救，因出血引起者尚应酌情输血。

（2）若疑有胃肠道梗阻、穿孔、急性胰腺炎及胃扩张等应立即禁食，并给予胃肠减压、输液治疗。

（3）若有水、电解质、酸碱平衡紊乱，应立即予以纠正。

（4）应用广谱抗生素以预防与控制可能或已发生的感染。

（5）在诊断未明时，仅可酌情用解痉药、镇痛药，以免掩盖病情延误诊断。若诊断已明确为胆绞痛、肾绞痛等则可合用强镇痛药与解痉镇痛药。

（李嘉鑫）

## 问题 14  药物过敏

【概念】

药物过敏是指临床上由药物制剂（包括有效药和赋形剂）引起的类似过敏症状的不良反应。

常引起过敏反应的药物包括抗生素（特别是青霉素类和链霉素）、非甾体抗炎药、抗心律失常药、普鲁卡因胺和奎尼丁、肝素、神经肌肉阻滞剂、多肽类、异种血清、血液制品、疫苗和脱敏用的过敏原抽提物等。

严重过敏反应可致过敏性休克（anaphylactic shock）。过敏性休克是外界某些抗原性物质进入已致敏的机体后，通过免疫机制导致的以急性周围循环灌注不足为主的全身速发型超敏反应。过敏性休克的表现与程度因机体反应性、抗原进入量及途径等而有很大差别。通常突然发生而且剧烈，若不及时处理，常可危及生命。

【临床表现】

1. 皮肤黏膜  最早出现征兆的部位，表现为皮肤发红，瘙痒，广泛的荨麻疹，血管性水肿；可有打喷嚏、水样鼻涕、声音嘶哑等。

2. 呼吸道梗阻  最常见的表现，是最主要的死因，表现为呼吸困难、发绀、非心源性肺水肿。气管插管患者可表现为气道压力升高。

3. 循环衰竭  面色苍白、脉搏细弱、四肢厥冷、心动过速及晕厥常是心搏骤停前的主要症状。

4．消化道症状　腹痛、腹泻、呕吐，严重的可出现血性腹泻。

5．中枢神经系统　恐惧、烦躁、晕厥，随着脑缺氧和脑水肿的加重出现昏迷、抽搐。

6．血液系统　血液浓缩，弥散性血管内凝血（disseminated intravascular coagulation，DIC）。

【诊断与鉴别诊断】

1．诊断

（1）发病前有用药史（尤其是注射使用）。

（2）起病急，迅速发生上述全身反应，又难以用药品本身的药理作用解释时，可不依赖实验室检查和特殊检查，根据过敏源接触史、临床特征即可诊断。

2．鉴别诊断　应与以下疾病相鉴别：严重哮喘、获得性 C1 抑制因子缺乏症、异物吸入、血管迷走神经性反应、过度通气综合征和药物过量等。

【处理】

由于死亡可发生于几分钟内，因此迅速处理十分重要。开始治疗的关键是维持呼吸道通畅和保持有效血液循环。

1．立即停用或清除过敏药物。

2．确保患者气道开放、给氧，如果出现威胁生命的气道阻塞，立即气管插管。

3．抗过敏治疗

（1）首选肾上腺素，0.1% 的肾上腺素 0.01mg/kg

静脉注射或 0.01～0.3mg/kg 肌内注射,如果需要可每 5～15 分钟重复给药。如果低血压持续存在,予肾上腺素 2～4μg/(kg·min)或多巴胺 2～10μg/(kg·min)持续静脉滴注以维持血压。

(2)抗组胺药为二线辅助用药,急救效果差,不单独使用。可选用氯苯那敏 10mg、异丙嗪 25～50mg 或 10% 葡萄糖酸钙 10～20ml。

(3)若休克持续不见好转,可使用地塞米松 10～20mg、氢化可的松 200～400mg、甲泼尼龙 120～240mg,每 6 小时重复一次。

4.抗休克治疗  过敏性休克属于容量分布异常性休克,微循环极度扩张和血管通透性明显增强,快速补充血容量是治疗关键。起始可能需要快速输入 1L 或 2L 甚至 4L 液体。

5.对症支持治疗  给予沙丁胺醇以扩张支气管,肾上腺素吸入治疗喘鸣等。

6.病情观察  观察患者对治疗的反应,并对患者症状、体征进行反复评估。

(玉  红)

# 问题 15  术后恶心呕吐

【概念】

术后恶心呕吐(postoperative nausea and vomiting,PONV)指恶心和 / 或呕吐和 / 或干呕等临床症状。在住院手术患者中发生率为 20%～30%,高危患者中发生率高达 70%～80%。PONV

主要发生在术后 24～48 小时,少数患者可持续达 3～5 天。

PONV 导致患者不同程度的不适,严重者可引起水及电解质平衡紊乱、伤口裂开、切口疝形成、误吸和吸入性肺炎,是患者住院时间延长和医疗费用增加的重要因素。

**【危险因素】**

**(一)患者因素**

1. 女性。

2. 非吸烟者。

3. 有 PONV、晕动病和偏头痛病史者。

4. 青年发病率高于成年和老年人,3 岁以下发病率较低。

5. 术前有焦虑者。

**(二)麻醉因素**

1. 卤族吸入麻醉药、氧化亚氮等吸入麻醉药可增加 PONV 发生率。

2. 硫喷妥钠、依托咪酯、氯胺酮、阿片类药物、曲马朵可增加 PONV 发生率。

3. 全身麻醉较区域阻滞麻醉 PONV 发生率高。区域阻滞麻醉 PONV 主要发生在伴有低血压或缺氧的患者。

4. 丙泊酚维持麻醉可降低 PONV 发生率。

5. 术中给高浓度氧、容量充足有助于降低 PONV 发生率。

**(三)手术因素**

1. 手术时间越长,PONV 发生率越高,尤其是持续 3 小时以上的手术。

2．某些手术，如腹腔镜手术、胃肠道手术、胆囊切除术、神经外科手术、妇产科手术及斜视矫形术等，PONV 发生率较高。

【发病机制】

呕吐中枢位于第四脑室腹侧面极后区化学触发带和孤束核上方，分为神经反射中枢和化学感受器触发带。

神经反射中枢接受皮质（视觉、嗅觉、味觉）、咽喉、胃肠道和内耳前庭迷路、冠状动脉及化学感受器触发带的传入刺激。化学触发带包括 5-HT$_3$ 受体、5-HT$_4$ 受体、阿片受体、胆碱能受体、大麻受体、多巴胺受体等多种与恶心呕吐相关的受体部位。

恶心呕吐的传出神经包括迷走神经、交感神经和膈神经。

【处理】

（一）一般原则

1．评估患者 PONV 的风险，对中危以上患者给予有效的药物预防。

2．去除基础病因，包括适当术前禁食（不少于 6 小时）；对消化道梗阻患者术前插入粗口径胃管单次抽吸或持续引流，对术中胃膨胀患者应在手术结束前放入大口径胃管一次性抽吸，抽吸后拔除胃管以减少胃管刺激和反流。

3．PONV 高危患者的麻醉选择包括：使用丙泊酚麻醉或区域阻滞麻醉，选用短效阿片类药物,如瑞芬太尼,术中足量补液,避免脑缺氧缺血,术后使用非甾体抗炎药。

## (二)止吐药的分类

根据止吐药的作用部位可将止吐药分为如下几类。

1. 作用在皮质 苯二氮䓬类。

2. 作用在化学感受器触发带 吩噻嗪类(氯丙嗪、异丙嗪和丙氯拉嗪)、丁酰苯类(氟哌利多和氟哌啶醇)、5-HT₃受体拮抗药(昂丹司琼、格雷司琼、托烷司琼、阿扎司琼、多拉司琼和帕洛诺司琼)、NK-1受体拮抗药(阿瑞匹坦)、苯甲酰胺类、大麻类。

3. 作用在呕吐中枢 抗组胺药(赛克力嗪和羟嗪)、抗胆碱药(东莨菪碱)。

4. 作用在内脏传入神经 5-HT₃受体拮抗药、苯甲酰胺类(甲氧氯普胺)。

5. 其他 皮质激素类(地塞米松、甲泼尼龙)。

## (三)止吐药选用

1. PONV临床防治效果判定的金标准是达到24小时有效和完全无恶心呕吐。

2. 不同作用机制药物联合应用的防治作用优于单一用药,作用相加而副作用不相加。

3. 5-HT₃受体拮抗药、地塞米松和氟哌利多或氟哌啶醇是预防PONV最有效且副作用小的药物。

4. 无PONV危险因素的患者,不需要预防用

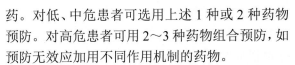

药。对低、中危患者可选用上述 1 种或 2 种药物预防。对高危患者可用 2～3 种药物组合预防,如预防无效应加用不同作用机制的药物。

5．预防用药应考虑药物起效和持续作用时间。口服药物,如昂丹司琼、多拉司琼、丙氯拉嗪、阿瑞匹坦应在麻醉诱导前 1～3 小时给予;静脉止吐药则在手术结束前静脉滴注,但静脉制剂地塞米松应在麻醉诱导后给予;东莨菪碱贴剂应在术前晚上或手术开始前 2～4 小时给予。

### (四) 止吐治疗

对未预防用药或预防用药无效的 PONV 患者,如发生持续的恶心和呕吐,首先应进行床旁检查以除外药物刺激或机械性因素,比如使用吗啡术后镇痛泵、咽喉部血液引流或肠梗阻。在排除药物和机械性因素后,可开始止吐治疗。

如果患者没有预防性用药,第一次出现 PONV 时,应开始小剂量 5-HT$_3$ 受体拮抗药治疗。5-HT$_3$ 受体拮抗药的治疗剂量通常约为预防剂量的 1/4,昂丹司琼 1mg、多拉司琼 12.5mg、格雷司琼 0.1mg 和托烷司琼 0.5mg。也可给予地塞米松 2～4mg、氟哌利多 0.625mg 或异丙嗪 6.25～12.5mg。患者在麻醉复苏室内发生 PONV 时,可考虑静脉滴注丙泊酚 20mg 治疗。

如果已预防性用药,则治疗时应换用其他类型药物。

如果在三联疗法(如 5-HT$_3$ 受体拮抗药、地塞米松和氟哌利多或氟哌啶醇)预防后患者仍发生

PONV,则在用药 6 小时内不应重复使用这三种药物,应换用其他止吐药。如果 PONV 在术后 6 小时以后发生,可考虑重复给予 5-HT$_3$ 受体拮抗药和氟哌利多或氟哌啶醇,剂量同前。不推荐重复应用地塞米松。

(玉 红)

## 问题16 尿 潴 留

【概念】

尿潴留是指膀胱内充满尿液后,不能正常排出的临床症状。根据病史可分为急性、慢性尿潴留。急性尿潴留起病突然,是患者在短时间内突然出现的排尿障碍,往往十分痛苦;而慢性尿潴留具有病史长、起病缓慢的特点,因而其临床症状并不突出。

【常见原因】

1. 机械性梗阻 各种原因造成的尿道或膀胱出口的堵塞是导致急性尿潴留最常见的病因,常见原因为结石、异物等。

2. 排尿动力障碍 是急性尿潴留的常见病因,常见原因有抗胆碱类药物的使用、术后麻醉效应、盆腔手术后神经的损伤、脑血管意外等。

3. 混合性因素 既有机械性梗阻因素,也有动力性因素。最常见的病因为前列腺体积突然增大,常见于老年前列腺增生患者,因为感冒、性生活、饮食刺激等因素导致前列腺体积在短时间内突然增大。

【临床表现】

1. 急性尿潴留 起病骤然,表现为短时间突然出现排尿障碍,患者感觉下腹部憋胀、疼痛难忍,甚至会有少量尿液因膀胱内压力过高,从尿道自行溢出,但仍不能缓解疼痛。

2. 慢性尿潴留 病史长,且尿潴留的程度具有逐渐增量的特点,故患者临床上并没有明显的疼痛感,而表现为排尿不畅、尿频,尿不尽感,有时可出现尿失禁。因长期的尿潴留导致患者的上尿路尿液流出受阻,故大多数患者有明显的双侧输尿管扩张、肾积水,甚至可出现尿毒症的症状。

【体格检查及辅助检查】

1. 体格检查 可见患者下腹部膨隆,叩诊呈浊音。

2. B超 可判断膀胱是否充盈及上尿路扩张积水的状态。

3. 鉴别诊断 尿潴留应与无尿鉴别。鉴别要点除临床表现外,需借助实验室检查及B超进行鉴别诊断。如果膀胱内没有尿液,可能与肾前性或肾性原因有关,应对其积极治疗,尽快恢复肾功能。

【处理】

（一）急性尿潴留

治疗原则是解除病因,尽快恢复排尿。如病因暂时不明或相关起病原因在短时间内不能去除,可在采用热敷、按摩、声音诱导等物理治疗无效时,首先考虑尿液引流。一般可试行导尿,如导尿失败,则应在 B 超监视下采用耻骨上膀胱穿刺造瘘术。

在实施尿液引流时,应间歇、分次、缓慢放出尿液,每次约 500ml,以免膀胱内压骤然降低而引起膀胱内出血。

## (二)慢性尿潴留

治疗原则是首先引流膀胱内长期残余的尿液,缓解膀胱及上尿路的压力。如患者已有明显的上尿路扩张、肾积水,则应安置尿管,以恢复肾功能,但应注意定期更换尿管。其次应根据病情,积极治疗原发病。如前列腺结节状增生引起的慢性尿潴留,可在完善尿动力检查后,行经尿道前列腺电切术;对于不能耐受手术者,或者膀胱逼尿肌功能严重受损者,可行耻骨上膀胱造瘘术,术后定期更换造瘘管。

(邓　实)

# 🐾 问题 17　术后少尿、无尿

## 【概念】

少尿(oliguria)指 24 小时尿量少于 400ml 或者每小时尿量少于 17ml,无尿(anuria)指 24 小时总尿量少于 100ml。

## 【常见原因】

少尿、无尿的原因可分为三种:肾前性、肾

性、肾后性,这三种原因在外科术后皆有可能发生。

## (一)肾前性

1.有效血容量减少 外科术后补液不足,术后多种原因引起的休克、大出血等,均可造成全身有效血容量减少,导致肾灌注不足。

2.心脏排血功能下降 术后患者心功能不全,严重的心律失常等造成心脏泵血减少,血压下降,导致肾血流减少。

3.肾动脉持续痉挛 术后由于烦躁、疼痛等因素可导致患者血压升高,同时可出现全身小动脉痉挛,其中就包括肾血管,因此肾血流灌注也相应减少。

## (二)肾性

1.肾小球病变 术后严重感染,血压持续增高或使用肾毒性药物引起肾功能急剧恶化。

2.肾小管病变 生物毒或重金属及化学毒所致的急性肾小管坏死,偶见于误服;严重尿路感染所导致的肾盂肾炎并发肾乳头坏死。外科术后患者在医护人员的看护下进行术后恢复,因此此类因素发生少见,且多与医源性因素有关,如药物误用、药物过敏等。

## (三)肾后性

泌尿系统流出道梗阻,导致尿液流出受阻。由于外科手术患者在术前均进行了相关的系统评估,因此此时一般不考虑机械性尿路梗阻,如结石、腹膜后肿瘤压迫、异物等。

　　根据患者术后是否留置尿管,可分为以下两种情况。

　　1. 患者没有留置尿管,因麻醉后膀胱逼尿肌功能障碍引起膀胱排尿受阻,或者抗胆碱药物过量、脊髓麻醉等。

　　2. 患者留置尿管,可检查尿管是否通畅,如尿管打折、血凝块堵塞等。

**【体格检查及辅助检查】**

　　1. **体格检查**　注意观察患者神志状态、补液量,血压、末梢循环灌注及引流管的引流量情况,检查是否存在肾前性因素;仔细检查输注的药物之间有无配伍禁忌,以排除医源性肾性因素;检查下腹部、盆部是否存在肿块,对于老年患者,尤其是老年男性,必要时需进行下腹部的叩诊。

　　2. **实验室检查**　血常规、血细胞比容对血容量判断有帮助,必要时锁骨下穿刺测中心静脉压对血容量的判断更可靠;血生化检查包括肾功能、酸碱平衡、电解质的检查。

　　3. **影像学检查**　B超可判断膀胱是否充盈,CT、MRI检查不常用。

**【处理】**

　　1. **肾前性**　给予扩容,检查术前补液量,如术前补液量不足,可予以补充液体;如补充液体充足后,患者尿量仍少,可予以静脉注射呋塞米,并观察尿量。

　　2. **肾性**　给予改善肾循环,去除诱发因素,必要时可联系肾内科会诊。

3. 肾后性 如患者没有留置尿管,而通过下腹部叩诊、B 超等检查证实为尿潴留的,可予以镇痛、用热毛巾热敷下腹部,嘱其放松心情,部分患者可自行排出尿液。

如患者仍不能排尿,可予以留置尿管,注意放尿液应缓慢、分段放出(一次不应该超过500ml),避免膀胱内压力骤降,造成血管破裂出血。

对于已留置尿管的患者,首先应检查尿管的完整性,是否存在物理性原因,如尿管打折、人为夹闭等;如尿管完好,可使用生理盐水冲洗尿管,检查尿管是否通畅,如冲洗后尿管仍不通畅,应及时更换尿管。

对于导尿失败的患者,可行耻骨上膀胱穿刺造瘘。

(邓　实)

## 问题 18　胸　痛

### 【概念】

胸痛(chest pain)是指位于胸前区的不适感,包括闷痛、针刺痛、烧灼、紧缩、压榨感等,有时可放射至面颊及下颌部、咽颈部、肩部、后背部、上肢或上腹部,表现为酸胀、麻木或沉重感等。

### 【常见原因】

胸痛的病因涵盖多个系统,有多种分类方法,但从急诊处理和临床应用角度而言,可将胸痛分为致命性胸痛和非致命性胸痛。

### （一）致命性胸痛

1. 急性冠状动脉综合征　包括 ST 段抬高型心肌梗死、非 ST 段抬高型心肌梗死和不稳定心绞痛。

2. 急性主动脉综合征　包括主动脉夹层、主动脉壁内血肿和主动脉穿透性溃疡。

3. 急性肺栓塞　包括肺血栓栓塞症、脂肪栓塞综合征、羊水栓塞等。

4. 张力性气胸。

5. 心脏压塞。

### （二）非致命性胸痛

1. 胸壁疾病　肋软骨炎、肋间神经炎、肋骨骨折等。

2. 呼吸系统疾病　胸膜炎、自发性气胸、胸膜肿瘤、肺癌等。

3. 纵隔疾病　纵隔肿瘤、纵隔气肿、纵隔感染等。

4. 消化系统　胃食管反流病、贲门失弛缓症、食管癌等。

5. 心理精神源性　抑郁症、焦虑症等。

6. 胸部手术后疼痛。

### 【体格检查及辅助检查】

1. 体格检查　严密观察患者的神志状态和生命体征等，当出现神志模糊和 / 或意识丧失、面色苍白、大汗及四肢厥冷、低血压（血压 <90/60mmHg）、呼吸急促或困难、低氧血症（经皮

动脉血氧饱和度 <90%)时,均提示为高危患者,需马上紧急处理,并积极明确病因。

2. 辅助检查

(1)实验室检查:血常规、生化、电解质、动脉血气分析、D-二聚体检测、心肌标志物等。

(2)心电图:早期快速识别急性冠状动脉综合征的重要工具,标准 18 导联心电图有助于识别心肌缺血部位。

(3)超声心动图:是诊断胸痛患者的重要无创检查。

(4)胸部 X 线片或 CT。

(5)主动脉 CT 血管成像:可明确是否存在急性主动脉综合征。

(6)肺血管 CT 三维重建:可明确是否有急性肺栓塞。

(7)MRI:对于孕妇等特殊人群可考虑。

**【处理】**

**(一)基本治疗**

1. 心电监护。

2. 充分给氧。

3. 建立静脉通道。

**(二)病因治疗**

1. 急性冠状动脉综合征　心电图联合心肌标记物可明确诊断,可给予硝酸甘油静脉泵入等对症治疗,请专科会诊,明确是否有急诊干预指征。

2. 急性主动脉综合征　CT 可明确诊断主动

脉夹层,严格控制心率及血压,给予镇痛、降压及控制心率等治疗,请专科会诊,明确是否有急诊干预指征。

3. 急性肺栓塞 加强呼吸支持,给予抗凝、利尿等治疗,可考虑给予无创呼吸机辅助通气,当出现严重低氧血症时可积极给予气管插管有创呼吸机辅助通气,请专科会诊,明确是否有急诊干预指征。

4. 张力性气胸 紧急行胸腔闭式引流术。

5. 心脏压塞 明确原因,必要时可行彩超引导下心包穿刺术。

(梁伟涛)

# 问题19 酸中毒

【概念】

血液正常 pH 为 7.35～7.45,当 pH 低于 7.35 时考虑合并酸中毒。

1. 代谢性酸中毒是因体内多种酸性物质增高,如乳酸、丙酮酸等,使血浆 $HCO_3^-$ 水平原发性降低。

2. 呼吸性酸中毒是由于原发性 $PaCO_2$ 升高导致的 pH 降低。

【常见原因】

（一）代谢性酸中毒

1. 乳酸中毒 乳酸是糖酵解的最终产物,凡导致缺氧的疾病均可引起乳酸水平升高,从而引起代谢性酸中毒。

2. 酮症酸中毒　酮症酸中毒是由于体内乙酰乙酸、β羟丁酸等酸性物质增高导致的水电失衡及酸中毒。

3. 肾病及尿毒症　此类患者一旦出现酸中毒，因肾无法代偿，需要立即进行透析治疗。

4. 甲醇、乙醇中毒。

5. 水杨酸中毒。

6. 有毒物质导致的酸中毒　氰化物、一氧化碳、丙二醇等中毒同样导致代谢性酸中毒。

### （二）呼吸性酸中毒

多是由于呼吸中枢抑制、呼吸肌麻痹、胸部活动障碍、上气道阻塞、肺部疾病等导致。

### 【临床表现】

患者可能会有恶心、呕吐，并伴有神经系统的症状，如乏力、头痛、嗜睡、感觉迟钝，严重者可能会出现神志不清、昏迷、烦躁。可能有呼吸深快，心率加快或伴随血压下降、心律失常等症状，甚至心力衰竭、心搏骤停。

### 【辅助检查】

实验室检查示 pH 低于 7.35，需及时复查床旁血气分析。

### 【处理】

### （一）代谢性酸中毒

1. 乳酸中毒　尽快恢复供氧，纠正组织缺氧，控制感染，补充能量，减少乳酸的形成，必要时可使用碳酸氢钠。

2. 酮症酸中毒　纠正水和电解质失衡,纠正酸中毒,补充胰岛素促进葡萄糖利用,并寻找和去除诱发酮症酸中毒的应激因素。

(1) 补液:最初第 1 小时给予 15～20ml/(kg•h)0.9% 氯化钠溶液静脉滴注,之后根据脱水程度及血钠水平调整。

①重度脱水:0.9% 氯化钠溶液 1 000ml/h;②中度脱水但无低钠血症:0.45% 氯化钠溶液 250～500ml/h;③中度脱水合并低钠血症:0.9% 氯化钠溶液 250～500ml/h。

(2) 补钾:酸中毒纠正过快使血钾转移到细胞内,导致低钾血症,故纠正酸中毒的同时需补充钾离子。血钾水平不高于 5.2mmol/L 时,纠正酸中毒的同时补充钾离子;当血钾低于 3.3mmol/L 时胰岛素治疗前需要补钾。

(3) 补镁:若血镁水平低于 0.5mmol/L,需要补充镁离子,其剂量为第一个 24 小时补充 8～12g,之后按 4～6g/d 的剂量补充 3～4d。

(4) 补充胰岛素:先按 0.1U/kg 静脉注射,继 0.1U/(kg•h) 的剂量维持;也可以省去静脉推注,一开始就静脉持续输注更高剂量的普通胰岛素 0.14U/(kg•h);当血糖水平降至 11.1mmol/L 时,将胰岛素剂量改为 0.02～0.05U/(kg•h)静脉滴注或 0.2U/kg 每 2 小时皮下注射;同时,液体改为糖盐水(5% 葡萄糖溶液 +0.45% 氯化钠溶液)150～250ml/h。

3. 肾病及尿毒症　需要立即进行透析治疗。

4．甲醇、乙醇中毒 若发病在 1 小时内，立即胃肠道灌洗，减少吸收；pH<7.2 时，需要给予碳酸氢钠；必要时补充镁离子、维生素 $B_1$、维生素 $B_6$；出现症状性低钙血症或难以控制的抽搐时应补充钙离子；严重时给予特异性解毒剂。

5．水杨酸中毒 血清水杨酸盐的治疗浓度介于 $10\sim30mg/dl（0.7\sim2.2mmol/L）$，而高于 $40mg/dl（2.9mmol/L）$ 可能发生中毒，对于有水杨酸盐中毒临床征象的患者，应每 2 小时测量 1 次血清药物浓度，直到两次连续测量值显示从峰值水平持续降低、最近一次的检测浓度低于 $40mg/dl$ 而且患者无症状且呼吸频率和呼吸动度正常；处理：维持呼吸和循环稳定是首要步骤；中毒 2 小时内的患者可以用活性炭洗胃以减少吸收（至少给予 1 次初始剂量 1g/kg，最多 50g，口服。注意：活性炭对于摄入药物后 2 小时以上才就诊的患者仍可能有益）；碱化尿液；水杨酸盐水平高于 $100mg/dl（7.2mmol/L）$ 与发病率和死亡率的增加有关，是血液透析的绝对适应证。

6．有毒物质导致的酸中毒 尽早脱离中毒物，必要时胃肠道灌洗，休克等严重情况下需要血液透析。

**（二）呼吸性酸中毒**

最重要的是改善通气障碍，排出体内潴留的二氧化碳，具体措施如下。

1．呼吸抑制或气道阻塞时应气管插管保持呼吸道通畅。

2．吗啡所致的呼吸抑制可应用纳洛酮对抗吗啡的作用。

3．对于慢性阻塞性肺疾病（chronic obstructive pulmonary disease，COPD）、哮喘患者，应积极给予控制感染、祛痰、解痉、平喘等治疗。

4．在通气障碍纠正前尽量避免给予碳酸氢钠纠正酸中毒，会增加体内 $CO_2$ 的形成，加重呼吸性酸中毒。

### （三）碱性药物应用

酸中毒给予碱性药物，主要是碳酸氢钠，但补碱要慎重。

1．剂量计算　碳酸氢钠是临床上常用的碱性药物，但酸中毒时往往合并胃肠道症状，故静脉用药比口服可能更为有效，其计算公式为：所需 $NaHCO_3$（ml）＝目标 BE－实际 BE×0.43×体重。

2．用药方法　为避免酸中毒纠正过快、过度，需先注射总量的 50%，待 $HCO_3^-$ 水平升高后再加以调整。

3．纠正幅度　严重酸中毒时不宜将 pH 纠正到正常，先纠正至 7.20；且因肺脏的代偿作用二氧化碳分压（partial pressure of carbon dioxide，$PCO_2$）大多偏低，故可能需要的碳酸氢钠并不多。

4．纠正速度　急性酸中毒时，应尽快将 pH 升至 7.20。

5．注意事项

（1）明确酸中毒的类型是纠正酸中毒的关键。

（2）代谢性酸中毒是酸碱平衡紊乱最常见的类型。

（3）纠正酸中毒最重要的措施是去除病因。

（4）纠正酸中毒的过程中需要注意 pH 升高的幅度、速度等，避免纠正过快、过度而导致脑脊液与血液 pH 的差异，从而加重神经系统症状。

（5）酸中毒往往合并水和电解质平衡紊乱，需要注意预防钾、钠、钙、镁等电解质紊乱。

（杨晓东）

## 问题 20　术后高血糖

**【概念】**

随机血糖 >200mg/dl（11.2mmol/L），或两个不同时间点的血糖 >150mg/dl（8.4mmol/L），即为血糖升高。

**【常见原因】**

主要为应激性高血糖，指因各种急性、严重性疾病，创伤，围手术期的应激引起的机体胰岛素抵抗、葡萄糖耐量降低或不耐受，以及持续的高血糖状态，可分为两类：有糖尿病病史的患者出现高血糖表现；无糖尿病病史的患者出现高血糖表现。

**【临床表现】**

高血糖最终将导致机体内环境紊乱、自主神经功能紊乱、机体免疫功能下降，表现为患者的抗感染力、肝和肾功能下降,创伤愈合能力全面下降。糖的渗透性利尿可直接损害肾小管上皮细胞,使患者出现多尿;高血糖还能增加术后感染的发生率,延迟切口愈合。

【辅助检查】

床旁快速血糖检测尤其重要。

【处理】

1. 首先明确患者有无糖尿病急症(酮症酸中毒、高渗昏迷),及时回顾此前血糖的控制情况。

2. 如果患者无糖尿病急症证据,则可按胰岛素剂量速查表(表2-20-1)给予胰岛素。

表 2-20-1 胰岛素剂量速查表

| 血糖/[mg/dl(mmol/L)] | 处理 |
| --- | --- |
| <50(<2.7) | 50% 葡萄糖溶液 20ml 静脉注射 |
| 51~80(2.8~4.4) | 口服糖水,30 分钟后复测 |
| 81~200(4.5~11.1) | 不需要处理,观察为主 |
| 201~250(11.2~13.9) | 胰岛素 3U 皮下注射,定期复查血糖 |
| 251~300(14~16.7) | 胰岛素 6U 皮下注射,定期复查血糖 |
| 301~350(16.8~19.4) | 胰岛素 8U 皮下注射,定期复查血糖 |
| 351~400(19.5~22.2) | 胰岛素 10U 皮下注射,定期复查血糖 |
| >400(>22.2) | 胰岛素 12U 皮下注射,定期复查血糖 |

3．如患者存在糖尿病急症的证据（既往病史、恶心、呕吐、低血容量、全身不适、呼吸深快），应进一步积极评价和处理。及时复查生化检查，重点是动脉血气、血糖、渗透压、肾功能／电解质和尿常规，并请内分泌科医师会诊。

（杨晓东）

## 问题21 术后低血糖

### 【概念】

1．成人 血糖 <45mg/dl（2.5mmol/L）且有相应症状。但有些患者血糖在 46～80mg/dl（2.5～4.4mmol/L）就会出现症状。

2．儿童 出生 3～24 小时 <40mg/dl（2.2mmol/L），1～30 天龄 <45mg/dl（2.5mmol/L），1 月龄以上 <50mg/dl（2.8mmol/L）。

### 【常见原因】

1．成人 住院期间低血糖几乎都是由于住院后患者饮食习惯改变（如禁食或热量控制不当）并接受过度降糖治疗引起的；另外，医源性补液计划不合理也是一个重要原因。

2．儿童 早产儿，低于胎龄儿，母亲有妊娠高血压综合征，某些先天性代谢性疾病。

### 【临床表现】

自主神经系统兴奋表现，如多汗、震颤、恶心等；中枢神经系统表现，如头痛、头晕、乏力等；新生儿及婴幼儿特殊表现，如颤抖、嗜睡、喂养困

287

难、心动过缓、昏迷等。

**【辅助检查】**

床旁快速血糖检测尤其重要。

**【处理】**

1．任何第一次发生且原因不明的意识障碍或低血糖表现者都要及时检测血糖。

2．确诊后，所有低血糖患者都应仔细寻找原因。

3．除前述常见原因外，还有肝病、反应性（餐后）低血糖和全身性感染等。

（1）予 20g 快速吸收的碳水化合物（200ml 果汁或 4 块糖）。

（2）若不能口服，予 25ml 50% 葡萄糖溶液静脉注射。

（3）每 15 分钟查血糖一次，直到血糖 >100mg/dl（5.6mmol/L）

（杨晓东）

## 问题 22 下 肢 水 肿

**【概念】**

下肢水肿指下肢血管外的组织间隙中有过多的体液积聚，可分为凹陷性和非凹陷性，发生水肿的组织体积增大。

**【常见原因】**

1．下肢血管性水肿 外科相关最常见的是下肢深静脉血栓形成。

2．下肢淋巴性水肿　表现为单侧或双侧肢体的持续性、进行性肿胀，多从肢端开始，逐渐向上发展，早期呈凹陷性水肿，若没有得到及时治疗，病情逐渐进展可出现皮肤日渐粗糙、变厚、变硬，皮肤弹力从减弱到消失，形如象皮，故又称象皮肿。

3．心源性　见于各种心脏病引起的右心衰竭。

4．肾性　多见于肾炎、肾病综合征等。

5．肝病性　可见于肝硬化、肝癌等。

6．营养不良性　术后低蛋白血症等。

【临床表现、体格检查及辅助检查】

1．下肢深静脉血栓　多见于单侧肢体，也可双侧同时发病，以突发的肢体肿胀、胀痛为主要表现。患者有长期卧床等诱因，但约有半数患者无明确的原因，少数患者与先天性高凝血疾病有关。

2．下肢凹陷性或非凹陷性肿胀　可能合并全身症状，需注意观察患者神志状态、补液量，血压、末梢循环灌注及引流管的引流量情况；检查下腹部、盆部是否存在肿块，对于老年患者，尤其是老年男性，更要进行下腹部的叩诊，都可能有阳性发现，阴性发现对于鉴别也有价值。

3．实验室检查　根据引起水肿的原因不同，需要进行的实验室检查也不尽相同。

（1）血浆总蛋白与白蛋白的测定：如血浆总蛋白低于55g/L或白蛋白低于23g/L，表示血浆胶体渗透压降低。其中白蛋白的降低尤为重要，当低至 25g/L 以下易产生腹水。血浆总蛋白与白蛋白降低常见于肝硬化、肾病综合征及营养不良。

（2）尿检查与肝、肾功能试验：有全身性水肿时应检查尿内是否有蛋白、红细胞及管型等。如无蛋白尿很可能水肿不是由心脏或肾病引起。心力衰竭患者常有轻度或中度蛋白尿，而持久性重度蛋白尿为肾病综合征的特征。持久性蛋白尿，尿中红细胞与管型增多，伴有肾功能明显减退者常提示水肿为肾病所致；心力衰竭患者虽亦可有上述表现，但尿检查和肾功能的改变在程度上一般都比较轻。

（3）血红细胞计数和血红蛋白含量测定。

（4）计算水和钠盐的每日摄入量和排出量，必要时测定血浆氯化钠含量，有助于了解体内水、盐的潴留情况。

4. 影像学检查　怀疑深静脉血栓形成时，需要及时完成下肢静脉彩超检查以确诊或排除。怀疑心力衰竭还需完成心电图及心脏彩超等检查。CT、MRI 检查不常用。

【处理】

1. 通过患肢抬高，系统抗凝、溶栓等治疗，可将大部分深静脉血栓消除，使血管恢复通畅，肿胀很快缓解，但需注意避免挤压下肢，警惕血栓脱落。根据当前外科快速康复理念，术后患者早期下床，早日恢复自主活动对于防止深静脉血栓形成具有重要意义。

2. 心源性、肾源性或肝源性水肿等均需积极治疗原发病,必要时还需加用利尿药。

3. 加强全身营养支持,低蛋白血症时及时补充蛋白。

（杨晓东）

## 问题 23 晕 厥

【概念】

晕厥(syncope)指大脑半球或脑干血液供应减少导致短暂的发作性意识丧失的临床综合征,主要表现为因姿势性张力丧失不能站立而倒地,可很快恢复,其病理生理学机制是大脑和脑干的全面性低灌注。

【常见原因】

临床上从病理生理学的观点来看,晕厥可以归为以下5种原因。

1. 反射性晕厥 由于血压调节及心率的反射弧功能障碍及自主神经功能不全导致神经源性血管减压反应,包括血管迷走性晕厥（单纯性晕厥）、颈动脉窦性晕厥、排尿性晕厥、吞咽性晕厥、咳嗽性晕厥、舌咽神经痛性晕厥、仰卧位低血压综合征等。

血管迷走性晕厥最常见,所有年龄均可发生,年轻体弱女性多见;常见诱因多为情感刺激、疼痛、恐惧、疲劳及失血等,一般于长时间站立时发生,多系迷走神经张力增加时动脉血压下降,心率减慢，引起脑低灌注所致。

2. 交感神经支配障碍 血管交感神经张力突然抑制或丧失，出现迷走神经兴奋过度及心动过缓，可引起直立性低血压，多为神经源性或神经心源性晕厥。包括直立性低血压性晕厥、原发性直立性低血压（夏伊 - 德拉格综合征，Shy-Drager syndrome），可因自主神经疾病或功能不全所致。

3. 心源性晕厥 由各种心脏疾病引起，如阿 - 斯综合征（Adams-Stokes syndrome）发作或心律失常使心排血量减少，脱水和失血使血容量显著减少，导致全身及脑血流量暂时下降。发生迅速，无任何预感，与直立体位无关，于卧位发生晕厥时应考虑心源性晕厥，患各种心脏病是其独有的特点。常见原因包括：①心律失常，如心动过缓、心动过速、心脏停搏、Q-T 间期延长综合征、病态窦房结综合征等；②急性心脏输入阻塞，如左心房黏液瘤或血栓、二尖瓣狭窄、缩窄性心包炎或心脏压塞、限制性心脏病、张力性气胸；③心脏输出受阻，如主动脉瓣狭窄、肺动脉瓣狭窄、肥厚阻塞型心肌病；④肺血流受阻，如原发性肺动脉高压症、肺动脉栓塞等。

4. 脑源性晕厥 由脑血液循环障碍及各种脑疾病或脑干病变引起。常见原因包括：严重脑血管阻塞性疾病引起全脑供血不足；主动脉弓综合征；短暂性脑缺血发作（transient ischemic attack，TIA）；高血压脑病；基底动脉性偏头痛；脑干病变,如肿瘤、炎症、血管病、损伤、延髓血管运动中枢病变等。

5. 其他晕厥 如哭泣性晕厥,主要为情感反应,与迷走神经关系不大;通气过度综合征;低血糖性晕厥;严重贫血性晕厥等。

【临床表现】

晕厥发作起病突然,持续时间短。典型可分为三期。

1. 晕厥前期 晕厥前期常出现短暂、显著的自主神经症状和脑功能低下症状,一般持续 10 秒至 1 分钟,常见表现为倦怠、头晕目眩、恶心、面色苍白、出汗、流涎、视物模糊、恍惚和心动过速等。

2. 晕厥期 患者常感觉眼前突然发黑,站立不稳,因意识丧失而跌倒,常伴面色苍白、大汗、血压下降、脉缓细弱和瞳孔散大等症状,心动过速转变为心动过缓,偶伴尿失禁、强直或角弓反张、强直阵挛发作,可被误诊为癫痫。一般持续时间为数秒至数十秒,恢复后神经系统检查无阳性体征。

3. 恢复期 患者平卧后意识可在数秒至数分钟内迅速恢复,可遗留紧张、头晕、头痛、恶心、面色苍白、出汗、无力和便意感等。休息数分钟或数十分钟缓解,不留任何后遗症,偶有极短暂的发作后模糊状态伴定向力障碍和易激惹等症状。

【体格检查及辅助检查】

体格检查应关注患者的呼吸、心率、血压及

有无神经系统症状和体征,常需完善血常规、血生化、动脉血气分析等检查;必要时进一步完善心电图、动态心电图监测、倾斜平台试验、血压体位试验;怀疑由器质性疾病引起时应完善相应器官检查,如头部 CT 或 MRI、脑血管检查、心脏彩超等。

**【处理】**

1. 患者发生前驱症状或已丧失意识时,应立即将患者放在使脑血流最大的位置:坐位时头低于双膝,最好是仰卧位并将双腿抬高。解开所有的紧身衣物和其他束缚物,将头和身体转向一侧,以防舌下坠入咽喉部而阻塞通气,并避免吸入呕吐物。患者意识未恢复前不要经口服用任何东西,体力未恢复前不要站起,站起后还需观察一段时间。

2. 积极寻找晕厥的病因并行针对性治疗,如心源性晕厥应积极治疗心脏疾病;直立性低血压应避免突然的体位变化等。

(林 森)

## 问题 24 意 识 障 碍

**【概念】**

意识(consciousness)指大脑的觉醒程度,是中枢神经系统对自身及周围环境的感知和理解能力,以及对内、外环境刺激做出应答反应的能力。内容包括定向力、感知力、注意力、记忆力、思维、

情感和行为等,可通过语言、躯体运动和行为等
表达出来。

意识障碍(disorders of consciousness)是指对
自身和环境的感知发生障碍或赖以感知环境的精
神活动发生障碍的一种状态。意识障碍包括意识
水平(觉醒或清醒)受损,如昏迷和急性意识模糊
状态;以及意识水平正常而意识内容(认知功能)
改变,如痴呆和遗忘等。

意识水平异常以觉醒障碍为特点,根据意识
障碍程度,临床上表现为嗜睡、昏睡和昏迷;根
据患者对疼痛刺激的反应、生理反射的变化和呼
吸循环功能的变化,将昏迷分为浅昏迷、中昏迷
和深昏迷。意识内容障碍包括意识模糊、谵妄状
态等。

**【常见原因】**

判断意识障碍患者最重要的步骤是确定意识
障碍是脑结构病变还是代谢异常引起的弥漫性脑
病或脑炎、脑膜炎和癫痫,前者可能需要神经外
科紧急干预,后者通常采取内科治疗。

1. 颅内疾病

(1)脑血管病:如脑出血、蛛网膜下腔出血、
脑梗死、短暂性脑缺血发作等。

(2)颅内占位性病变:原发性或转移性颅内
肿瘤、脑脓肿、脑肉芽肿、脑寄生虫囊肿等。

(3)颅脑外伤:如脑挫裂伤、颅内血肿、硬膜
下血肿、硬膜外血肿、弥漫性轴索损伤等。

(4)颅内感染性疾病:各种脑炎、脑膜炎、蛛

网膜炎、室管膜炎、颅内静脉窦感染等。

（5）脑变性及脱髓鞘性病变。

（6）癫痫发作。

2．全身性疾病

（1）急性感染性疾病：各种败血症、感染中毒性脑病等。

（2）内分泌与代谢性疾病：如肝性脑病、肾性脑病、肺性脑病、糖尿病性昏迷、黏液水肿性昏迷、垂体危象、甲状腺危象、肾上腺皮质功能减退性昏迷、乳酸酸中毒等。

（3）外源性中毒：包括工业毒物、药物、农药、植物或动物类中毒等。

（4）水、电解质平衡紊乱：水中毒、酸碱平衡紊乱等。

（5）物理性损害：如日射病、热射病、电击伤、溺水等。

【体格检查及辅助检查】

1．病史及体格检查 确定意识障碍原因的关键是病史，但意识障碍的患者本人无法提供确切的病史，因此必须及时向周围人群了解病史和发病经过，迅速掌握病史特点，最大限度地了解发病情况。尤其需要注意采集意识障碍发病急缓、过程和伴随症状，还需要了解既往健康情况、服药史及环境和现场特点，以利于判断意识障碍的原因。

一般体格检查需注意患者的血压、呼吸气味、皮肤颜色、脉搏及体温等，部分病患者可有特殊体征。神经系统专科体格检查首先需判断意识障碍程度,以格拉斯哥昏迷量表(GCS)使用最为广泛,最高分为15分,最低分为3分,分数越高,意识越清楚(表2-24-1)。还需要关注患者的瞳孔及对光反射、眼球位置、眼底、运动功能及各种深浅反射和病理征。

表2-24-1　格拉斯哥昏迷量表

| 反应 | 功能状态 | 得分 |
|------|----------|------|
| 睁眼 | 自主睁眼 | 4 |
| | 呼唤睁眼 | 3 |
| | 疼痛刺激睁眼 | 2 |
| | 无反应 | 1 |
| 言语 | 回答切题 | 5 |
| | 回答错误 | 4 |
| | 言语混乱 | 3 |
| | 仅能发声 | 2 |
| | 无反应 | 1 |
| 运动 | 遵嘱运动 | 6 |
| | 疼痛定位 | 5 |
| | 疼痛躲避 | 4 |
| | 刺激呈屈曲反应 | 3 |
| | 刺激呈伸展反应 | 2 |
| | 无反应 | 1 |

2．实验室检查　包括血常规、血生化、凝血常规、血型、输血前全套、心电图及胸部 X 线等检查；部分患者还可选择毒理学筛查、酒精筛查、动脉血气分析、脑脊液检查等；建议同时完成各项术前检查，为一旦需要的紧急手术做好准备工作。

3．影像学检查　尽快完善头部 CT、MRI 等影像学检查，必要时完善脑血管检查，寻找可能的病因。

【处理】

1．对症治疗

（1）开放气道，保持呼吸道通畅，呼吸停止者，应采用人工辅助呼吸。

（2）保证通气，维持动脉血氧饱和度高于 90%。

（3）维持循环，至少将平均动脉压维持于 70mmHg 以上。

（4）纠正全身异常状态，如高血压、低血压、低氧血症、水电解质代谢紊乱、酸碱紊乱、体温异常、血糖异常等。

2．对因治疗

（1）颅内占位性病变引起的意识障碍，甚至脑疝，应采取紧急脱水降颅压并尽早开颅手术治疗。

（2）全身其他器官引起的意识障碍应积极治疗原发疾病。

（张昌伟）

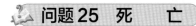

## 问题 25 死 亡

### 【概念】

死亡是指个体生命活动的永久终止。

传统上，将呼吸停止、心脏搏动完全停止，不能再使其恢复作为判断死亡的标准。但随着医学的发展，传统判断死亡的标准受到了冲击，对心肺功能停止的患者，还可以依靠药物或机器来支持。目前，越来越多学者开始主张将脑死亡作为判断死亡的标准。但目前为止我国尚未通过脑死亡的立法，还不能将脑死亡作为死亡诊断出现在医疗文书中。

### 【分期】

死亡是一个逐渐进展的过程，一般分为三期。

1. 濒死期 又称临终状态，是生命活动的最后阶段。

2. 临床死亡期 心脏搏动、呼吸停止，各种反射消失，但各种组织细胞仍有短暂而微弱的代谢活动。

3. 生物学死亡期 死亡过程的最后阶段，整个中枢神经系统和机体各器官的新陈代谢相继终止，出现不可逆变化。

### 【临床判断】

1. 呼吸 通过视诊观察胸廓活动消失、触诊气道出口处无活动气流、听诊双肺呼吸音消失等

299

方法确认患者自主呼吸消失。

2．脉搏　触诊大动脉（颈动脉、股动脉）搏动消失，听诊心音消失。血压测不出，心电图呈一直线。

3．意识与反射　呼之不应，各种反射消失，处于深昏迷状态。双侧瞳孔散大固定，直接、间接光反射消失。

4．体温　体温低于 36℃，无法上升。

5．其他　警惕因迷走神经反射性抑制、机械性窒息、电击、中毒、冻僵等各种原因导致的假死状态。

【处理】

1．抢救　发现患者出现濒死状况，立即予以抢救，行心肺复苏。

2．确认患者死亡　心肺复苏满 30 分钟，患者仍无生命体征恢复，满足死亡的临床判断标准（心脏搏动停止、无自主呼吸、各种生理反射消失、血压测不出、心电图呈一直线），可宣布"临床死亡"。

3．通知及安慰家属

（1）通知患者直系家属，语言应简洁明了，但不显得突兀。

（2）如果家属对于患者死亡毫无思想准备，可考虑分阶段逐步将死亡的消息告知家属：①患者情况很不好，医务人员正在积极抢救；②虽然积极抢救，但是生命体征仍未恢复，恐怕机会渺茫，请做好心理准备；③患者生命体征始终没有恢复，我们在做最后的努力；④患者已经去世，死亡时间××：××。

（3）选择合适的环境下（如一个安静的房间），告知家属患者死亡的消息。解答家属的问题，安慰家属并提供力所能及的帮助。允许家属有一定程度的感情宣泄，但务必避免局面失控。可以让部分家属协助安抚情绪失控的家属。

（4）就是否"尸检"征求家属意见并签字确认。相关医疗文书请患者家属签字确认。

4. 抢救记录　患者死亡6小时内清楚地在抢救记录中记录病情变化、抢救过程，记录死亡时间。参与抢救医师签字确认。

5. 完善医疗相关文书　如死亡证明书、死亡记录、尸体识别卡等，注意前后一致。患者家属及医务人员确认签字。

6. 尸检　涉及法律问题而要求的尸检是强制性的。除此以外，医务人员应尽量动员尸检，但务必尊重民族习惯、宗教习惯及文化习惯，严格尊重患者家属意见。

7. 护理人员清理患者管路　如中心静脉导管、气管插管等，如采取火葬，应拆除心脏起搏器等易爆装置。通知太平间。

8. 其他　如存在潜在医疗纠纷时，处理全程应通知上级医师共同参与，并及时向科主任、医院医务部门上报。

（张　思）

##  问题26 引流管意外脱落

**【概念】**

引流管意外脱落是指在正常拔管时间之前,由于各种原因导致的引流管不慎从体内脱落至体外。

**【常见原因】**

1. 医护原因

(1)医护人员对留置引流管患者脱管的潜在风险认识不足,没有及时发现安全隐患和采取有效纠正措施。

(2)缺乏有效的护患沟通和知识宣教,使患者及家属未掌握引流管的自我护理知识。

(3)护理人员对意识模糊、躁动患者未予镇静、约束。

(4)护理人员在帮助或指导患者更换体位、搬动患者时操作不当。

2. 患者及家属因素

(1)患者术后意识模糊、躁动。

(2)缺乏相关疾病知识及留置引流管自我保护知识,在下床活动、翻身或更换衣物时,因疏忽大意牵拉引流管导致其滑脱。

(3)患者生活自理能力差,家属未能在床边照看或患者家属、陪护人员提供照顾时动作粗暴。

3. 导管因素

(1)引流管置入方式不科学,造成患者局部疼痛。

（2）引流管固定方法不当或固定不够牢固，且引流管留置时间长，缝线松脱未及时重新缝合固定。

【体格检查及辅助检查】

1. 观察引流管脱落情况，判断是完全脱落还是部分脱落；观察患者生命体征及伤口情况；观察有无腹膜炎体征（如 T 管脱落），有无胸闷、气紧情况（如胸腔闭式引流管脱落），有无尿道损伤征象，是否存在尿急、尿痛、血尿等现象，评估患者膀胱的充盈度，能否自行排尿（如导尿管脱落）；观察引流管脱落之前的引流量、颜色及性状。

2. 辅助检查不常用，胸腔闭式引流管脱落后可复查胸片或 CT，T 管脱落后必要时可行 T 管窦道造影。

【处理】

首先做好患者的安抚工作，密切观察患者的生命体征及伤口情况。对于引流管完全脱落、有引流口者，可以先用无菌垫保护好引流口，根据引流液的量、颜色及性状（如是否合并吻合口漏、感染等）决定是否重新置管；对于引流管部分脱落者，可予以重新固定或拔管，必要时重新置管。常见引流管脱落的处理措施有以下方面。

1. T 管脱落　若 T 管在术后数天内完全脱落，应让患者绝对卧床，尽量取右侧卧位，嘱患者暂时禁食、禁饮。用无菌敷料覆盖引流口处，并立即沿原 T 管窦道方向置入一导尿管。然后密切观察患者生命体征、腹部疼痛及腹部体征变化，如有寒战、高热、腹胀、腹痛、腹肌紧张等胆汁性腹膜炎的表现，则根据病情采取再次手术放置 T 管或超声引导下穿刺置管引流。

若 T 管在术后 2 周后完全脱落，脱落时间较短，仍可沿原 T 管窦道方向置入一导尿管。

如果 T 管脱落时间较长，T 管窦道已闭合，则很可能无法重新置管，可用小块油纱填塞 T 管窦道，然后密切观察患者有无腹部疼痛及腹部体征变化。

若 T 管部分脱落，可将 T 管脱出部分消毒后重新置入后妥善缝合固定，然后密切观察患者有无腹部疼痛及腹部体征变化。

2. 胸腔闭式引流管脱落　胸腔闭式引流管一旦脱出，应立即捏闭伤口处皮肤，用无菌厚敷料或油纱堵住伤口使开放性气胸变为闭合性气胸；稳定患者情绪，使患者取半坐卧位或坐位，并给予高流量吸氧（8～10L/min），指导患者做咳嗽、深呼吸动作，以加速胸腔内气体排出，促进肺尽早复张。

对近期拟拔管的轻症患者应密切观察生命体征，监测血氧饱和度情况，注意伤口周围皮肤有无皮下气肿，必要时复查胸片或 CT。

对需要继续留置胸腔闭式引流管的患者则应重新放置胸腔闭式引流管，切忌将滑出的引流管重新插入胸腔，以免引起胸腔内感染。

（卢　炯）

## 问题 27 导管不通畅

**【概念】**

导管不通畅是指由于各种原因引起的导管部分或完全堵塞，导致液体的输注受阻或受限。

**【常见原因】**

1. 血栓性因素

（1）由于封管时机、方法不正确导致血液反流在管腔内形成血凝块或血栓。

（2）导管长期漂浮在血液中，会对正常血液产生一定影响从而形成微血栓。

（3）患者血液黏稠度增加或凝血功能紊乱也容易导致血栓形成。

（4）多次穿刺损伤血管内皮或血液黏度异常者，容易形成血栓。

（5）患者剧烈咳嗽导致静脉压增高使血液反流入导管而凝固堵塞。

2. 机械性因素

（1）体外导管受压、扭曲、打折及接头松动、脱落等导致堵管。

（2）导管顶端贴到静脉壁引起导管堵塞。

（3）导管向外脱出。

3. 药物性因素

（1）同时输注有配伍禁忌的药物导致药物沉淀，或前后输注两种有配伍禁忌的药物而中间没有充分用生理盐水冲管。

（2）所输注的药物浓度过高而形成结晶。

（3）长期输入静脉高营养而形成脂质沉积。

4．人为因素

（1）封管液过少或封管方式不正确。

（2）注射时的速度过快或过慢。

（3）冲管不及时或不彻底。

【体格检查及辅助检查】

1．观察患者有无局部肿胀、渗液等。

2．辅助检查不常用，外周中心静脉导管（peripherally inserted central venous catheter，PICC）或中心静脉导管不通畅时可酌情考虑行胸部 X 线片检查。

【处理】

1．首先检查有无机械性压迫因素，检查患者体位和导管的体外部分，看导管是否打折、扭曲。

2．确定导管尖端的位置。

3．若只是出现输液不畅，说明导管未完全堵塞，可先用注射器轻轻回抽，尽可能将凝块从管中抽出，若回抽不成功可用 25U/ml 肝素钠盐水 20ml 反复冲洗，直至导管通畅。

4．若导管完全堵塞，应及时以 50～100U/ml 肝素钠盐水反复抽吸冲管，先抽吸再脉冲式冲管，注意不可强行推注，以免造成导管破裂或将血栓注入体内。

（1）如血栓堵塞位于导管接头附近，近端管内未见血栓时，即剪去接头端导管 2～3cm，更换接头，再抽吸冲管即可。

（2）如外露导管未见血栓，则考虑体内导管堵塞，可试用 5 000U/ml 尿激酶溶栓，可有较高的成功率。

（3）如见外露导管充满血栓，呈暗红色，估计难以再通。或先使用尿激酶溶栓无效时，可尝试末端剪管法。但若剪管 15cm 以上仍无法再通，则应予以拔管。

5. 降低 pH 可提高溶解度，溶解沉淀物，故用 0.1mol/L 的盐酸溶液可清除非配伍药物的沉积。

6. 脂肪乳堵管时，可用 70% 乙醇清除，或根据病情应用碳酸氢钠 150ml 静脉滴注，滴毕后闭管 1 小时。

（卢　炯）

## 问题 28　引流管不通畅

【概念】

引流管不通畅是指由于各种原因引起的引流液量突然减少，甚至消失，导致引流液在体腔内无法被有效引出。

【常见原因】

1. 外部引流管受压或扭曲成角。

2. 受外力作用导致引流管或其侧孔脱出引流部位。

3. 较黏稠积液、坏死组织、残渣、网膜、血凝块、结石等堵塞引流管。

4．引流瓶或引流袋的位置高于患者引流口的平面。

5．引流装置有漏气不密封现象。

**【体格检查及辅助检查】**

1．检查引流管是否受压、扭曲成角或脱出引流部位，引流管连接管有无滑脱。

2．观察引流液的色泽、性质和引流量，检查是否有组织、血凝块等堵塞引流管，必要时可反复注入少量空气或生理盐水冲洗后回抽。

3．检查引流瓶或引流袋的位置是否高于患者引流口的平面。

4．胸腔闭式引流管是否通畅，主要观察水封瓶内水柱波动情况（正常的水柱上下波动4～6cm），以及有无气泡冒出，听诊肺部呼吸音是否减弱或消失，以及注意患者是否出现胸闷气促、气管向健侧偏移、皮下气肿等。

5．对于腹腔引流管或T管引流不通畅的患者，应注意观察患者有无腹痛、腹胀及其腹部体征变化。

6．对于胃肠减压不通畅的患者，应观察其腹胀有无缓解或加剧，检查负压吸引装置有无漏气，注气时胃部听诊有无气过水声，用生理盐水冲洗胃管时回抽的引流量是否明显小于冲洗量。

7．辅助检查不常用，T管不通畅时可考虑行T管造影。

**【处理】**

1．排除引流管是否受压、扭曲成角、脱出引流部位或引流管连接管有无滑脱。

2．用双手反复挤压引流管或轻轻左右旋动引流管，使之通畅。

3．因积液较黏稠或坏死组织、血凝块、结石等堵塞引流管时，可用注射器抽适量生理盐水（10～20ml）反复冲洗并回抽。

4．保持引流瓶或引流袋的位置高于患者引流口的平面，必要时加以持续负压吸引，但负压不宜过大。

5．必要时将引流管拔除后重新置管。

6．三种特殊的引流管不通畅的处理

（1）T 管引流不通畅：若为 T 管受压或折叠，而未发现明显堵塞物，可予以解除后用手挤压 T 管近端；若为 T 管脱出，可参照上一节引流管意外脱落处理；若有血凝块、结石等堵塞物，可用 10～20ml 生理盐水反复冲洗，但压力不宜过大；若为胆道出血反复形成血凝块，可局部经 T 管注入去甲肾上腺素冰盐水溶液（盐水 100ml 内加去甲肾上腺素 8mg），注入后夹管半小时。

（2）胃管引流不通畅：若为胃内容物堵塞胃管，可用生理盐水一边冲洗胃管，一边抽吸胃液，必要时重新安置胃管；若为胃管插入的长度不适宜（通常采用从耳垂至鼻尖到剑突的距离作为胃管插入的深度），插入过长胃管在胃内盘曲，过短不能接触胃内液体，均会影响减压效果，此时可酌情调整胃管插入深度，直至胃管内有胃内容物引出为止；若为负压装置问题所致，可重新调整使其处于持续有效的负压状态,必要时重新更换装置;若为体位改变造成胃管在体内扭曲、折叠,可改变患者的体位进行调整。

(3)胸腔闭式引流管不通畅:使患者保持半坐卧位,鼓励患者咳嗽及深呼吸;若疑为异物堵塞时,可由近端至远端挤压引流管,若血凝块等阻塞引流管,挤压无效时,可用空针抽吸或以生理盐水 10～20ml 自引流管注入胸腔,冲洗引流管使之通畅,或从引流管注入链激酶或胰蛋白酶,溶解血块,以利于排出。若为脓胸引流不畅,可戴上无菌手套用手指探查脓腔,调整引流管位置,每周取出引流管清洗一次,消毒后(或更换新的)再放入。大量血胸引流时,若引流突然中断,患者出现休克表现,经挤压引流管、调整位置后仍未见血液流出,应考虑为胸腔内血凝块形成或血胸未能及时引流,导致积血及凝血块增多而堵塞引流管,应及时做好剖胸术前准备和抗休克治疗。

(卢 炯)

# 问题 29 伤 口 感 染

【概念】

伤口感染是病原微生物通过伤口侵入机体后,在体内生长、繁殖,致机体的正常功能、代谢、结构受到破坏,引起组织损伤性病变的病理反应。临床表现为伤口局部红、肿、热、痛明显,有波动感表明已形成脓肿。

感染较深时，局部红肿可不明显，但疼痛、触痛明显，同时伴有肿胀、肿块或硬结及全身症状等。

**【常见原因】**

**(一)外源性感因素**

1．人员　手术组人员的手、头发、上呼吸道污染、无菌操作不严格等。

2．环境

(1)不合理的布局。

(2)空气层流因素。

(3)仪器、手术器材、敷料、药液等。

**(二)内源性因素**

1．患者自身因素

(1)年龄：婴幼儿和高龄患者等抵抗力低下患者。

(2)营养状况：营养不良和肥胖(BMI>30kg/m²)为高危。

(3)基础疾病：如恶性肿瘤、糖尿病、尿毒症、肝硬化等易并发切口感染。

2．手术治疗相关因素

(1)手术切口类型：①Ⅰ类切口，缝合的无菌切口；②Ⅱ类(可能污染)切口，手术时可能带有污染的缝合切口；③Ⅲ类(污染)切口，邻近感染区或组织直接暴露于感染物的切口。

(2)手术区皮肤准备。

(3)手术时间：伤口感染率随手术时间延长

逐渐增加。

（4）手术医师的操作技能、无菌观念等。

（5）止血、血肿、死腔：血液或血浆积聚造成血肿或死腔。积聚物可分隔伤口壁，使切口延迟愈合，还是细菌生长有利媒介。

（6）术中患者体温控制：术中低体温导致氧摄入降低损害中性粒细胞的杀菌能力，氧摄入降低可降低胶原蛋白的沉积，导致伤口的愈合延迟。

**【体格检查及辅助检查】**

1. 体格检查　伤口局部及周围红、肿、热、痛明显，甚至有波动感。可以出现发热等症状。

2. 辅助检查

（1）血常规、炎性因子等检查。

（2）B超或CT探测皮下积液或脓肿。

（3）针头试穿抽脓可诊断。

**【处理】**

**（一）化脓性伤口**

1. 根据脓肿的大小将伤口敞开呈口大底小（漏斗）状，行最低位引流；如伤口全层空虚，下方感染，则间断性拆除缝线，分解成几个小的伤口，行对通引流（皮肤软组织在清创或切开引流时，就应注意尽可能多地保留有生机能力的皮肤组织，为维持皮肤的张力打好基础）。

2. 清除伤口内脓液、坏死组织及异物（如线头等），再用3%的过氧化氢溶液冲洗，也可采用生理盐水等伤口灌洗。

3. 创口清洗后放置合适的引流条,覆盖无菌敷料(一般3～4层,渗液较多时适当增加敷料)。

不同的引流条对伤口的作用不同:①凡士林纱条,多用于较新鲜、分泌物较少的肉芽创面或小的刚切开的化脓伤口;②干纱布,有吸附作用,常用于分泌物较多的感染性伤口;③碘附纱条,不仅具有杀菌作用,而且能够吸收创面渗液、保持创面干燥、促进肉芽组织生长、加速创口愈合。

4. 再次换药时,去除外层及伤口内的敷料后,先将盐水纱布填入伤口起保护作用,外围用酒精消毒。

5. 若伤口扩创并经多次换药处理后分泌物不多或仅有血性分泌物,伤口较浅,肉芽生长良好,可用蝶形胶布拉拢伤口,以后酌情换药。

## (二)感染性伤口

1. 炎症范围广应加强抗感染和理疗等措施。

2. 分泌物多可用含新生态氯的溶液(氯亚明Dakin溶液等)。

3. 引流不畅可扩大引流口。

4. 肉芽创面的处理。

(1)肉芽水肿:高渗盐水纱布湿敷,每日两次。

(2)肉芽营养不良:40℃生理盐水或鱼肝油纱布湿敷。

(3)肉芽生长过度:刮除高出部分,再用等渗盐水湿敷。

(4)陈旧肉芽创面:刮除或剪除表面肉芽,使之出血，露出新鲜肉芽，外敷鱼肝油纱布。

### （三）外科窦道、瘘管和溃疡

窦道是慢性感染的一种形式，为切口急性感染期处理不当转变而来，引起原因有切口死腔形成、异物残留、特异性感染等。

对于经久不愈的窦道、瘘管和溃疡，应寻找有无引流不畅、异物存留等因素存在，并做细菌培养、组织活检以除外特殊感染及肿瘤等疾病。同时行窦道造影，以探明该窦道的走向及是否与腹腔相通，明确诊断后临床医师应"忍痛割肉"，必须再次敞开伤口。久治不愈窦道，病程超过 3 个月者，应手术切除窦道及其周围瘢痕组织并行缝合。

（李嘉鑫）

## 问题 30  切 口 裂 开

### 【概念】

切口裂开是指手术切口在愈合过程中出现开裂的现象，是严重的手术并发症之一，不仅延长了患者的住院时间，同时也给患者造成极大的痛苦和心理上的恐惧。根据切口开裂的程度可分为：浅层部分裂开、深层部分裂开和全层裂开。

### 【常见原因】

### （一）全身因素

1. 极度营养不良、贫血、低蛋白血症、维生素 C 缺乏、电解质紊乱。

2．糖尿病、肥胖、长期应用糖皮质激素及围手术期放化疗等。

3．性别、年龄也是影响切口裂开的重要因素，一般女性多于男性，女性皮下脂肪较男性厚，手术创伤后易发生皮下脂肪液化，进而引起切口裂开。老年人因生理功能衰退、组织愈合能力降低、免疫力降低更容易发生切口愈合不良及感染。

4．其他系统疾病，如慢性支气管炎，长期咳嗽导致腹压增高从而更容易发生切口裂开。

**（二）局部因素**

1．切口局部血供不良、感染、血肿、脂肪液化。

2．术后呕吐、呃逆、剧烈咳嗽、严重腹胀、用力大小便等导致腹肌紧张、腹压增高，以及切口处缺乏良好制动可能导致刚缝合不久的切口受到张力裂开。

**（三）手术因素**

手术操作

（1）手术切口选择不恰当损伤切口周围血管及神经，进而影响切口的愈合。

（2）不合理应用电刀，使组织大面积变性坏死，尤其是肥胖患者，易导致脂肪液化进而导致切口裂开。

（3）手术操作粗暴，缺乏对切口的保护，导致组织缺血坏死，致病菌残留，引起术后切口感染。

（4）缝合方式选择不恰当，如感染性手术，用丝线连续缝合关闭腹膜，一旦发生感染腹压增高将导致腹膜全层裂开。

（5）缝合技术有缺陷。层次不对或对合不良，缝合过密、过疏或缝线太紧、太松，缝合组织过少，缝线切割筋膜，留有死腔，异物存留等也都会造成切口裂开。

（6）缝合材料选择不恰当。各种缝线或关闭手术切口材料均有其优缺点和适应证，如选择不恰当，往往为日后发生切口裂开留下隐患。

### （四）麻醉因素

1．关闭切口时麻醉效果不佳，导致切口张力过大，易造成缝合组织撕裂。

2．在麻醉苏醒过程中，吸痰和拔除气管插管等操作对患者的刺激使患者发生剧烈咳嗽或因为疼痛而发生腹肌紧张、躁动。

3．呼吸机参数设置不当导致自主呼吸与呼吸机对抗等均可造成腹压增高，最终导致切口裂开。

### （五）其他

手术时长、切口类型、术后手术切口换药和护理、伤口制动、拆线时机及切口感染的处理等因素也影响切口的愈合。

**【预防】**

1．术前　对择期手术患者，术前应对其基础疾病加以治疗；尽量纠正影响切口愈合的不利因素；术野皮肤的恰当准备；练习床上大小便等。

2．术中　合理选择切口；术中合理应用抗生素，预防切口感染；手术操作注意切口保护，避免过度牵拉，减少切口污染；合理使用电刀的电切、电凝功能及强度；关闭切口时，要确切止血，正确选择缝合线，与麻醉医师密切配合，达到良好的肌肉松弛；缝合过程中，层次对合要良好，松紧、疏密、缝针深浅要适宜，必要时给予减张缝合。

3. 术后　理想的镇痛；加强营养支持；使用抗生素预防切口感染；加强术后护理，安抚患者紧张情绪，教会患者咳嗽时保护切口的方法，必要时加用腹带；良好的手术部位制动；正确使用呼吸机及人工气道管理；对于排尿困难及便秘的患者要及时处理；定期换药，观察切口愈合情况。

【处理】

一旦发生切口裂开，首先用无菌生理盐水纱布覆盖切口，良好制动，避免剧烈咳嗽或加重切口裂开的任何动作，同时做好安抚工作，使患者保持镇静，并尽快采取相应措施。

1. 完全裂开　腹部手术切口完全裂开：液体外浸或有大网膜、肠管脱出者应积极准备急诊手术。在手术室麻醉下，用大号三角针粗丝线（或减张缝线）行全层腹壁减张缝合，一般离创缘 2～3cm 处垂直进针，当缝针进入皮下组织后，将针尖稍向创缘外侧移动 0.3～0.5cm 再穿过腹壁其余诸层，由腹膜外层穿出，然后以同样原则，相反的顺序经过侧腹壁穿出，缝线间距不能太大，一般为 1.5～2cm。如腹胀严重、内脏外涌、腹肌紧张、缝合困难，可于腹腔内塞纱布垫，再置压肠板以免三角针刺伤腹腔内脏。为了避免金属线对皮肤的割裂作用，可取一适当长度橡胶管，将金属线经管内引出，然后由上而下逐个拉紧缝线，使橡胶管壁两侧对拢，扭合缝线，同时逐步取出纱布垫，完成切口缝合。

2. 部分裂开　对于非全层腹部手术切口裂开者，如患者全身情况良好，局部无感染，仅由于呛咳、呃逆等一过性腹压增高而导致切口崩裂者，可按前述原则重新缝合。如切口伴随感染，应拆除感染处缝线，经换药至肉芽组织有生长时再二期缝合。

（杨　俭）

# 问题 31　肠　梗　阻

## 【概念】

由任何原因引起的肠内容物通过障碍称为肠梗阻（intestinal obstruction），是常见的外科急腹症之一。急性肠梗阻有时诊断困难，病情发展快，常致水、电解质与酸碱平衡失调，甚至死亡。

## 【分类】

1. 按照病因分类

（1）机械性肠梗阻：临床上最常见，是由肠内、肠壁和肠外各种不同机械性因素引起的肠内容物通过障碍。

（2）动力性肠梗阻：由肠壁肌肉运动功能失调所致，并无肠腔狭窄，可分为麻痹性和痉挛性两种。前者是因交感神经反射性兴奋或毒素刺激肠管而失去蠕动能力，以致肠内容物不能运行；后者系肠管副交感神经过度兴奋，肠壁肌肉过度收缩所致。有时麻痹性和痉挛性可在同一患者不同肠段中并存，称为混合型动力性肠梗阻。

（3）血运性肠梗阻：是由肠系膜血管内血栓形成导致血管栓塞进而引起肠管血液循环障碍，导致肠蠕动功能丧失，甚至肠坏死。

2．按肠壁血液循环状况分类

（1）单纯性肠梗阻：有肠梗阻存在，但无肠管血液循环障碍。

（2）绞窄性肠梗阻：有肠梗阻存在同时发生肠壁血液循环障碍，甚至肠管缺血坏死。

3．按肠梗阻程度分类　可分为不完全性肠梗阻和完全性肠梗阻。

4．按梗阻部位分类　可分为高位小肠梗阻、低位小肠梗阻和结肠、直肠梗阻。

5．按发病轻重缓急分类　可分为急性肠梗阻和慢性肠梗阻。

6．闭袢性肠梗阻　是指一段肠袢两端均受压且不通畅者，此种类型的肠梗阻最容易发生肠壁坏死和穿孔。

【常见原因】

1．机械性肠梗阻占小肠梗阻的80%，结肠、直肠梗阻相对少见。常见原因如下。

（1）肠外因素：粘连、疝、扭转、套叠、炎性肿物、癌性、先天性肠旋转不良。

（2）肠壁因素：克罗恩病、肿瘤、结核、先天性闭锁。

（3）肠腔因素：胆石、异物、息肉样肿瘤、胃石、寄生虫。

2．功能性肠梗阻常与交感神经系统过度兴奋有关。常见原因如下。

（1）运动功能被反射性抑制：术后肠梗阻、脊髓或颅脑损伤、腹膜后血肿、胸腔感染。

（2）药物诱发：三环类抗抑郁药、全身麻醉药。

（3）肠系膜血管疾病：动脉或静脉血栓。

（4）代谢性：低钾血症、低体温、糖尿病酮症酸中毒、尿毒症。

（5）腹腔化脓：腹膜炎、肠间隙脓肿、盆腔脓肿。

【临床表现】

1．疼痛　典型中腹部绞痛，远端结肠梗阻疼痛位于中下腹，如已由绞痛变为持续性腹痛频繁阵发性加剧，无完全休止间歇，呕吐不能使腹痛腹胀缓解，提示存在绞窄缺血，此时需要急诊手术介入。

2．腹胀　结直肠梗阻较小肠梗阻症状更明显。

3．呕吐　近端小肠梗阻患者较早出现呕吐，初期呕吐物为胃内容物，后期由于肠道淤滞和细菌过度生长导致呕吐物发臭。

4.结肠和/或直肠梗阻患者早期出现肛门停止排气、便秘，小肠梗阻患者较晚出现肛门停止排气、便秘。

5.心动过速、低血压单纯性肠梗阻后低血容量，补液试验有反应，若由绞窄性肠梗阻后导致肠缺血和败血症导致，则单靠液体复苏效果不佳。术前纠正感染性休克对预后至关重要。

6.体温升高伴心动过速、腹膜刺激征预示缺血、穿孔，应重视。

7.脱水。

**【体格检查及辅助检查】**

1.体格检查　①腹部压痛：单纯性肠梗阻多为局限性压痛，早期症状较轻。肠缺血可导致局部假性腹膜炎伴肌紧张。结直肠梗阻时右髂窝压痛提示闭袢性肠梗阻，盲肠可能发生穿孔；②疝环：疝气是小肠梗阻常见的原因，必须检查所有疝环、有无嵌顿疝；③肠鸣音：疝有高亢肠鸣音伴气过水声，若肠鸣音减弱提示肠缺血；④肛门指检：直肠空而塌陷，可能发现直肠肿瘤、憩室、盆腔肿瘤或复发转移瘤等；⑤功能性肠梗阻：直肠深大、充气扩张，可有气体涌出或不成形粪便。

2.实验室检查　血常规、生化、淀粉酶、血型（配血）。

3.影像学检查

（1）X线腹部平片：可见充气扩张的肠袢，

小肠梗阻扩张肠袢位于腹部中央,结直肠梗阻扩张肠袢位于四周,乙状结肠扭转可见明显扩张的肠袢尖端指向左侧髂窝,盲肠扭转右下腹可见明显扩张肠袢(咖啡豆样);疝的扩张肠管指向腹股沟,疝囊内可见一小节充气肠管。

(2)气钡双重造影。

(3)全腹部CT:增强CT可明确95%的肠梗阻的严重程度及原因、可评估肠梗阻肠段的情况(环周增厚、高度扭曲、淤血改变、局部肠系膜出血、梗阻袢的大小),有无合并肿瘤性肠梗阻。

(4)超声:可观察扩张肠管,多用于诊断小儿肠套叠(靶样征)。

**【处理】**

**(一)非手术治疗**

1. 单纯性肠梗阻  可予以禁食禁饮、补液支持,同时密切评估患者症状体征,完善相关检查、动态评估手术指征以备择期手术。

2. 机械性肠梗阻  既往无腹部手术史;有绞窄的症状体征或绞窄风险高,造影显示不完全性梗阻,无法行内镜下治疗。

3. 保守治疗  肠梗阻发生在24小时内,患者拒绝手术或有手术禁忌,梗阻原因已明确而手术无法解决或风险很高;患者多次反复入院的反复性粘连性肠梗阻可自行缓解者;术后早期梗阻者。

4. 儿童肠梗阻  外科应更积极介入,一旦遗漏机械性肠梗阻后果较严重。

## （二）手术治疗

1. 手术目的　梗阻肠段减压、纠正病因，恢复肠管通畅、连续性，避免医源性损伤。

2. 主要手术方式　粘连带或小片粘连行简单切断分离。小范围局限紧密粘连成团的肠襻无法分离，或肠管已坏死者，可行肠切除吻合术，如肠管水肿明显，一期吻合困难，或患者术中情况欠佳，可先行造瘘术。如患者情况极差，或术中血压难以维持，可先行肠外置术。肠襻紧密粘连又不能切除和分离者，可行梗阻部位远、近端肠管侧侧吻合术。广泛粘连而反复引起肠梗阻者可行肠排列术。绞窄性小肠梗阻，一经诊断应立即手术治疗，术中根据绞窄原因决定手术方法。如患者结肠梗阻，情况极严重，肠管已坏死，而术中血压不能维持，可行肠外置术，待病情好转再行二期吻合术。肿瘤性梗阻患者若术中情况允许可行肿瘤根治术，解决梗阻争取一期吻合或肠造瘘术。

（刘　凯　夏　霖）

## 问题 32　急性阑尾炎

## 【概念】

急性阑尾炎（acute appendicitis）是外科常见病，居各种急腹症的首位。转移性右下腹痛、阑尾点压痛／反跳痛、白细胞和中性粒细胞计数增高为其常见临床表现。急性阑尾炎一般分四种类型：急性单纯性阑尾炎，急性化脓性阑尾炎，急性坏疽及穿孔性阑尾炎，阑尾周围脓肿。

【常见病因】

1. **梗阻**  阑尾为一细长的管道，仅根部与盲肠相通。各种原因造成的阑尾梗阻可使管腔内分泌物积存、内压增高，压迫阑尾壁阻碍远侧血供。在此基础上管腔内细菌侵入受损黏膜，导致阑尾炎症。梗阻为急性阑尾炎发病的常见原因，其中粪石梗阻最为常见。

2. **血管痉挛**  因腹泻、便秘等胃肠道功能障碍引起内脏神经反射，导致阑尾肌肉和血管痉挛，一旦超过正常强度，可以产生阑尾管腔狭窄、血供障碍、黏膜受损，进而细菌入侵而致急性炎症。

3. **血行感染**  阑尾黏膜下丰富的淋巴组织常可消灭血液中的细菌，当细菌量超过淋巴组织杀灭能力时，便可引起阑尾急性感染。

【临床表现】

1. **腹痛**  典型的急性阑尾炎发病初期有中上腹或脐周疼痛，数小时后腹痛转移并固定于右下腹。早期阶段为一种内脏神经反射性疼痛，故中上腹和脐周疼痛范围较弥散，常不能确切定位。当炎症波及浆膜层和壁腹膜时，疼痛即固定于右下腹，原中上腹或脐周痛即减轻或消失。

无典型的转移性右下腹疼痛并不能除外急性阑尾炎。单纯性阑尾炎常呈阵发性或持续性胀痛和钝痛,持续性剧痛往往提示为化脓性或坏疽性阑尾炎。持续剧痛波及中下腹或两侧下腹,常为阑尾坏疽穿孔的征象。

2.消化道症状 在早期可能由于反射性胃痉挛而有恶心、呕吐,盆腔位阑尾炎或阑尾坏疽穿孔可有排便次数增多。

3.发热 一般只有低热,无寒战,化脓性阑尾炎体温一般不超过 38℃;高热多见于阑尾坏疽、穿孔或已并发腹膜炎,伴有寒战和黄疸,则提示可能并发化脓性门静脉炎。

4.全身症状 周身不适、乏力。盆腔位阑尾炎时,炎症刺激直肠周围,患者可出现腹泻或里急后重症状;炎症刺激输尿管时,患者亦可出现尿频、尿急症状。

【体格检查及辅助检查】

1.体格检查 右下腹有局限固定的压痛点。压痛点位于麦氏(McBurney)点,即右髂前上棘与脐连线的中、外 1/3 交界处。随阑尾根部解剖位置的变异,压痛点可相应改变。压痛范围和程度往往与炎症的严重程度相关。随着阑尾炎严重程度不同,右下腹可有反跳痛和肌紧张等腹膜炎刺激体征。肥胖或盲肠后位的患者,压痛可能较轻,但一般伴有明显的反跳痛。此外,结肠充气试验(罗夫辛征,Rovsing sign)、腰大肌征(psoas sign)、闭孔肌试验(obturator test)可辅助诊断。

2.实验室检查

(1)血常规:白细胞计数增高,约占患者的

90%，是临床诊断中重要依据。一般在（10～15）×10⁹/L。随着炎症加重，白细胞数随之增加，甚至可超过 20×10⁹/L。但年老体弱或免疫功能受抑制的患者，白细胞数不一定增高。白细胞数增高的同时，中性粒细胞数也增高。二者往往同时出现，但仅中性粒细胞明显增高也具有同样重要意义。

（2）尿常规：急性阑尾炎患者的尿液检查并无特殊，但为排除类似阑尾炎症状的泌尿系统疾病，如输尿管结石，常规检查尿液仍属必要。偶有阑尾远端炎症并与输尿管或膀胱相粘连，尿中也可出现少量红细胞、白细胞。

3. 影像学检查

（1）腹部超声、阑尾专科彩超：阑尾充血、水肿、渗出，在超声显示中呈低回声管状结构，较僵硬，其横切面呈同心圆似的靶样显影，直径≥7mm，是急性阑尾炎的典型图像。但坏疽性阑尾炎或炎症已扩散为腹膜炎时，大量腹腔渗液和肠麻痹胀气影响超声的显示率。超声检查可显示盲肠后阑尾炎，因为痉挛的盲肠可作为透声窗而使阑尾显示。妇科超声检查也可在鉴别诊断中起重要作用，因为它可显示输尿管结石、卵巢囊肿、异位妊娠、肠系膜淋巴结肿大等，因此对女性急性阑尾炎的诊断和鉴别诊断特别有用。

（2）下腹部 CT 检查：非常规检查，仅用于阑尾周围脓肿的诊断。

【临床分型】

1. 急性单纯性阑尾炎　阑尾有轻度炎症改

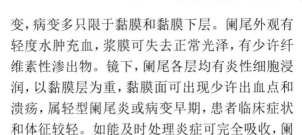

变,病变多只限于黏膜和黏膜下层。阑尾外观有轻度水肿充血,浆膜可失去正常光泽,有少许纤维素性渗出物。镜下,阑尾各层均有炎性细胞浸润,以黏膜层为重,黏膜面可出现少许出血点和溃疡,属轻型阑尾炎或病变早期,患者临床症状和体征较轻。如能及时处理炎症可完全吸收,阑尾恢复正常,不留瘢痕。

2. 急性化脓性阑尾炎 亦称蜂窝织炎性阑尾炎。阑尾肿胀明显,浆膜高度充血,并有脓性分泌物,有部分或全部被大网膜包裹。镜下,阑尾壁内有大量炎性细胞浸润,可有微小脓肿形成,阑尾腔内亦有积脓。阑尾周围的腔内有稀薄脓液,可形成局限性腹膜炎。患者临床症状和体征较重。此时阑尾已有不同程度的组织破坏,即使炎症消散,阑尾壁内也遗留瘢痕组织,可使管腔狭窄,导致炎症反复发作。

3. 坏疽性阑尾炎 阑尾管壁出现坏死,可局限于阑尾的一部分或累及整个阑尾,呈暗紫色或黑色,随腔内压力增高,阑尾可出现穿孔,多在阑尾根部和近端。

4. 特殊类型阑尾炎

(1)老年人急性阑尾炎:老年人对疼痛感觉迟钝,腹肌薄弱,体温和白细胞升高均不明显,所以临床表现轻而病理改变重,容易延误诊断和治疗,穿孔的概率较其他类型阑尾炎患者高约30%,一旦诊断应及时手术。

(2)妊娠期阑尾炎:随妊娠时间延长,子宫增大，盲肠和阑尾被增大的子宫推挤向右上腹移位，压痛部位随之上移，所以症状体征可不典型。治疗应以早期阑尾切除为主，围手术期应加用黄体酮。临产期的急性阑尾炎如并发内穿孔或全身感染症状严重时，可考虑经剖宫产术，同时切除阑尾病变。

（3）小儿阑尾炎：小儿不能诉说，病史采集困难，右下腹体征不典型，病情发展快而且较重，穿孔发生率和病死率较高。诊断小儿阑尾炎须仔细耐心，取得患儿信赖和配合，全面细致地进行腹部体格检查以明确诊断。治疗原则应以早期手术为主。

【处理】

1. 非手术治疗　禁食、补液、抗感染、镇痛、对症处理，必要时行胃肠减压、安置胃管。适用于：①炎症早期或诊断不明确，可一边采用非手术治疗，一边观察病情变化；②患者全身情况或客观条件不允许；③炎症已经局限化，形成炎性肿块。

2. 手术治疗　开腹或腹腔镜阑尾切除，若合并坏疽穿孔或脓肿形成须安置腹腔引流管。适用于：①临床上诊断明确的急性阑尾炎、反复性阑尾炎和慢性阑尾炎；②急性阑尾炎穿孔伴全腹膜炎；③非手术治疗失败的早期阑尾炎；④急性阑尾炎非手术治疗后形成回盲部肿块；⑤阑尾周围脓肿切开引流愈合后。

3. 术后常见并发症处理　①切口感染：拆除

缝线,彻底清创;②腹腔内残余脓肿:早期可抗感染治疗,若脓肿形成必要时可切开引流;③腹腔内出血:必要时再次手术;④肠瘘:保持充分引流,待其自愈,若感染扩散,必要时再行手术治疗。

(刘 凯)

## 问题33 大面积烧伤的液体疗法

### 一、概念

烧伤休克是指烧伤后体液大量渗出,使血管内血容量持续下降导致血容量不足型休克,根本措施是迅速恢复血容量。烧伤休克重在预防,若已发生休克,则应及早治疗,补液是防治烧伤休克的主要手段。

### 二、补液方法

1. 口服补液 成人烧伤面积在30%以下,小儿在10%以下的轻、中度烧伤,且无休克表现和胃肠功能障碍者,伤后可给予口服补液治疗。一般口服含盐液,可在1 000ml饮用水中加入食盐3g、碳酸氢钠1.5g、糖10g,配成烧伤饮料供口服补液。

切忌大量饮用白开水,否则易导致细胞外液低渗,并发水中毒。口服补液采取少量多次方法,成人每次量不宜超过 200ml,小儿不超过 50ml,过多过急可引起呕吐、腹胀,甚至急性胃扩张,患者出现频繁呕吐或并发胃潴留时,应停止口服补液,改用静脉补液治疗。

2．静脉补液 是烧伤休克期复苏的主要治疗方法,输液量大,持续时间长,应有可靠的静脉通道作为保证,遇有周围静脉充盈不良穿刺困难时,应采取静脉切开,切莫因反复建立补液通道而延误抢救时机。

烧伤后体液丢失的成分主要是电解质和血浆,丢失量与烧伤面积、深度及体重有密切关系,而且有一定的规律性。因此临床上采用公式来指导复苏补液治疗。

陆军军医大学补液公式要求伤后第一个 24 小时内,成人每 1% Ⅱ度、Ⅲ度烧伤面积、每公斤体重补充胶体 0.5ml、电解质 1ml,基础水分一般共 2 000ml,部分患者可适当增加,伤后 8 小时内补入估计量的一半,后 16 小时补入另一半,根据休克情况酌情增减。补液时应先晶体溶液后胶体溶液再补水,各类液体交替均匀输入,避免单一液体输入时间过长,一般不需要补钾;伤后第二个 24 小时,以第一个 24 小时有效抗休克输入量为基础,电解质和胶体溶液减半,基础水分不变。

儿童补液量相对成人较大,一般以每 1% 烧伤面积 2ml/kg 为系数补充晶体溶液和胶体溶液(比例一般仍为 2:1),基础水分婴幼儿一般按 100ml/kg,儿童以 60～80ml/kg。在对烧伤Ⅱ～Ⅲ

度,面积为 15%～40% 的患儿补液时,有时经公式计算出来晶体溶液和胶体溶液之和占所有总量的比例偏低,会因持续输入低张液体而使患者出现低钠水肿风险,可酌情增加晶体溶液而总液体量不变,以维持张力在 1/4～1/3,病情严重者或已大量口服清水者可维持在 1/2 张。

休克严重或病情危重患者,晶体溶液和胶体溶液比例可调整至 1:1。

3. 延迟复苏患者的补液方案　目前在农村及偏远地区,由于受经济条件和交通不便的影响,许多烧伤患者不能得到及时有效的补液治疗,入院时存在严重的休克,此类患者经抗休克治疗后虽能勉强度过休克期,但因缺血缺氧时间较长加之输液后不可避免地造成再灌注损害,可较快并发多内脏功能衰竭和全身性感染。

目前仍有一些专科医务人员对延迟复苏造成机体损害的严重性认识不足,担心短时间内补液过多过快,容易并发脑、肺水肿和心功能衰竭,不论伤后治疗情况如何,一概按公式补液,使早期补液量远远低于所丧失的液体量,休克迟迟不能纠正。

延迟复苏的患者,在入院后 2～3 小时快速补给第一个 24 小时输液总量的 1/2,有条件的单位可放置漂浮导管,根据 CVP、肺动脉楔压(pulmonary arterial wedge pressure,PAWP)的变化调整输液速度,无条件开展心肺血流动力学监测的单位,可根据单位时间内尿量变化来调整输液速度，成人每小时尿量维持在 70～90ml，小儿每小时 1.0ml/kg，可作为评估休克复苏有效的重要临床指标。

# 三、常用液体

1. 胶体溶液　包括血浆、人体内蛋白和血浆代用品。通过补充胶体颗粒以增加血浆胶体渗透压，从而维持有效循环血容量。

（1）血浆：烧伤水肿液和水疱液的主要成分是血浆，补充血浆是较理想胶体，但血浆不便长时间保存，且有传染疾病之忧，故在中小面积烧伤或在新鲜血浆来源困难的地区和单位，可应用各种血浆代用品作为胶体溶液。

（2）5% 人白蛋白：胶体渗透压的维持主要靠白蛋白，烧伤渗出液中白蛋白含量相当于血浆白蛋白浓度的 90%，补充白蛋白对提高胶体渗透压有明显作用。由于白蛋白的扩容作用强而迅速，小儿和老年烧伤患者不宜在短时间内输入过多过快，否则容易发生前负荷超载，导致心力衰竭。

（3）低分子右旋糖酐：是烧伤补液复苏常用的血浆扩容剂之一，在中小面积烧伤时，可完全代替血浆。低分子右旋糖酐分子量较小，胶体颗粒数多，不仅维持胶体渗透压的效果较好，还兼有降低血液黏度、改善微循环的作用，不足是作用时间较短。

（4）6% 羟乙基淀粉：其分子量大于中分子右旋糖酐，与人白蛋白近似，因而在体内发挥作用的时间较长。但长期大量使用后可损害机体免疫功能。

（5）4%琥珀酰明胶：分子量为22 500Da，其胶体渗透压与人白蛋白相似，生物半衰期约4小时。100ml血安定溶液中含琥珀酰明胶40g，氯化钠1.36g。该溶液是目前较为理想的血浆代用品，输入后扩容作用迅速，可产生明显的渗透性利尿作用，并可降低血液黏度，改善组织缺氧状况。且安全性能好，大剂量使用后不影响凝血功能，对器官无毒性损害，但可影响血浆蛋白浓度。

2. 晶体溶液　用以补充细胞外液，输入后短时间内有明显的扩充血浆容量的作用。

（1）生理盐水：为等渗氯化钠溶液，起到维持血浆晶体渗透压的作用。由于生理盐水中钠离子、氯离子浓度各为154mmol/L，均高于血浆中钠离子和氯离子浓度，大量输入后易导致血浆中氯离子含量过多，致使血浆碳酸氢根（$HCO_3^-$）比例降低，引起高氯性酸中毒，目前多用平衡盐溶液代替生理盐水，若无平衡盐溶液时，输入生理盐水的同时应按2:1的比例输入1.25%的碳酸氢钠溶液，以预防发生高氯性酸中毒。

（2）平衡盐溶液（乳酸钠林格液）：等渗平衡盐溶液中含钠离子130mmol/L、氯离子109mmol/L、乳酸根28mmol/L、钾5mmol/L，其电解质成分和晶体渗透压与血浆近似，大量输入后不会引起高氯性酸中毒。

（3）碳酸氢钠溶液：烧伤休克时因组织血流灌注不良，体内乏氧代谢增加，大量酸性代谢产物潴积，常并存有代谢性酸中毒，早期补液治疗时可适当补充碳酸氢钠，以纠正酸中毒。特别是大面积深度烧伤、高压电烧伤和较严重的热压伤，红细胞大量破坏，以及肌肉组织分解产生的血红蛋白和肌红蛋白，易沉积于肾小管内造成肾功能损害，为碱化尿液需要补给适量的碱性药物。目前临床上使用的 5% 碳酸氢钠溶液是 4 倍于等渗的高张溶液，可将 5% 碳酸氢钠 125ml 加入到 375ml 的 5% 葡萄糖中静脉滴注。

（4）高氧晶体溶液：近年来国内外已使用高氧晶体溶液代替电解质溶液，用于早期休克复苏的补液治疗，起到了较好的防治烧伤休克的作用。该溶液的显著特点是携带有高浓度溶解氧和具有高氧分压，输入后在扩充血容量的同时，也可溶解氧直接提供给组织细胞利用，使组织细胞由乏氧代谢迅速转为有氧代谢，并可降低血液黏度，增加血液的携氧能力，起到改善重要脏器缺氧状态的作用。

3. 水分 常用 5% 或 10% 的葡萄糖溶液作为基础水分补充，通常情况下成人每天基础水分补充量为 2 000ml，遇有气温或体温过高、气管切开、腹泻等情况时，应适当增加水分补充量，烧伤患者使用悬浮床治疗时，创面水分蒸发量明显增多，应额外补充水分 1 000～1 500ml。

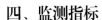

## 四、监测指标

现代复苏观念认为,休克复苏的实质不仅是要恢复所谓的正常生命体征,更重要的是恢复组织血液灌流,以维持正常的细胞氧合和机体代谢。因此,仅以烧伤患者的尿量、心率、血压等作为烧伤休克复苏的监测指标不能敏感地反映脏器组织真实的灌注和细胞代谢状况。近年来,利用肺动脉导管插管进行血流动力学和氧合状态监测,以及一些监测机体代谢情况的指标愈加受到重视。在烧伤休克期及液体复苏时,不仅要观察患者的尿量、心率、血压等一般性指标,还要经常性监测组织氧合状况和相关的机体代谢指标。

1. 尿量 尿量的变化能较准确地反映肾和其他脏器组织的血液灌注情况,是评价休克复苏简便、灵敏的指标之一。肾血流量约占全身循环血量的24%,尿量的变化直接反映了肾的血流灌注情况。大面积烧伤患者均应常规放置导尿管,并注意经常检查尿管的位置是否正确,一般情况下应记录每小时尿量,特殊情况下每30分钟测量1次。以往主张烧伤休克期患者每小时尿量不能少于30ml,近年许多学者认为最低应维持在50～70ml/h[小儿1ml/(kg·h)],但对老年人、合并心血管疾病或脑外伤患者,应适当降低标准,以防发生脑、肺水肿和心力衰竭。某些化学烧伤(磷、苯等)及电烧伤患者,应适当增加每小时尿量,以利于排出有毒物质,减少肾损害。

2. 神志 患者安静、神志清楚，表示脑循环灌流好，否则提示有中枢性缺氧，最大可能是因休克所致，应加强复苏补液治疗。除血容量不足引起的神志改变，吸入性损伤、一氧化碳中毒、脑水肿、颅脑外伤、碱中毒等也可出现神志方面的变化，应注意鉴别。

3. 口渴 体液丢失量超过 2% 即可出现口渴，口渴的严重程可间接反映体液丢失量。轻、中度烧伤患者经过口服或静脉补液后多可在数小时后缓解，而大面积烧伤患者口渴症状可延续至水肿回吸收期，因此不宜以口渴作为调整补液速度的指标，应参照其他监测指标综合分析。

4. 末梢循环 经复苏补液治疗后，患者的皮肤黏膜色泽转为正常，肢体转暖，静脉、毛细血管充盈，动脉搏动有力，表明对休克治疗反应良好，反之则预示休克仍未纠正。

5. 血压和心率 为循环系统功能检查的主要项目，是诊断休克存在与否的重要依据。一般要求患者的收缩压维持在 100mmHg 以上，脉压大于 20mmHg，心率减至 100 次/min 以下，如果波动较大，表示循环尚未稳定。

6. 呼吸 呼吸不平稳并非休克所特有体征，如疼痛、吸入性损伤、酸中毒、面颈部高度肿胀等均可造成呼吸变化。呼吸不平稳可影响气体交换量，导致缺氧或 $CO_2$ 蓄积，加重休克或使复苏困难，应力求维持呼吸平稳。

7. 水、电解质平衡与血液浓缩 烧伤早期血清钠离子降低,若血钠增高则提示血容量不足,应加快输液,反之血钠过低,应考虑水分输入过多,警惕水中毒。动态监测血浆晶体和胶体渗透压,有助于选择液体的种类,特别是输入高渗盐水时注意渗透压过高引起的组织细胞严重脱水。尽可能使血细胞比容、血红蛋白和红细胞计数接近正常,但大面积烧伤早期血液浓缩较为严重,如果一般情况平稳,轻度血液浓缩可不必急于纠正。

8. 血气分析 是监测烧伤休克的重要指标,可判断机体缺氧与 $CO_2$ 潴留情况。维持氧分压在 10.64kPa 以上,二氧化碳分压为 $3.99\sim4.66kPa$,使酸碱基本保持平衡或略偏酸,切忌补碱过量而影响氧的交换。

9. 血流动力学参数 是监测休克较准确的指标。一般可测定中心静脉压以了解心脏排血能力与回心血量。低于正常下限($0.49\sim11.8kPa$),多表示回心血量低于心排血量,应加快补液。若血压低,而中心静脉压反而增高超过正常值,表示回心量超过心排血量,应减慢输液,防止心功能衰竭和肺水肿。中心静脉压只能反映右心压力,不能反映肺循环及左心压力,有时中心静脉压不高也可并发肺水肿。进一步监测其他指标需要安置漂浮导管,技术要求较高且在一般外科病房并不实用。

10. 碱缺失和血清乳酸盐检测 碱缺失反映了组织低灌注时乳酸、乙酰磷酸盐和 β 羟丁酸盐的水平,在代偿性休克时碱缺失较其他生理指标,如心率、平均动脉压、心排血量、混合静脉血等更敏感地反映了容量的真实丢失。研究表明,在血容量不足、缺血缺氧的患者中出现大量的碱丢失和血清乳酸盐浓度增高,往往与严重患者的病死率和器官衰竭相关联。休克迟迟未能纠正的患者,由于组织缺氧造成持续性高乳酸水平,提示预后险恶。

## 五、注意事项、常见问题处理

1. 不应片面依赖补液公式　烧伤补液公式是经过多年临床验证总结形成的补液方案,对指导烧伤休克患者的补液治疗起到了重要作用。然而,任何补液公式都存在局限性,不可盲目地机械执行,由于受年龄、烧伤深度、合并伤、救治时间早晚及伤员身体素质的影响,个体对补液治疗的反应差异很大,医护人员应遵循"有公式可循,不唯公式而行"的基本原则,根据治疗过程中临床指标的变化,随时调整补液量、补液速度和补液成分。

2. 补液时机越早越好　烧伤后未能及时补液或补液不足,是当前存在较为突出的治疗失误之一,除受交通不便和医疗条件的客观因素影响外,更多的是现场和基层急救人员对早期补液的重要性认识不足,不补液或少补液就急于后送,导致此类患者在转入专科治疗时已发生严重休克,虽经救治能勉强渡过休克期,但遗留严重的脏器缺血缺氧性损害,为日后发生全身性感染和多脏器功能不全留下隐患。因此,要特别重视烧伤早期的补液治疗,力争在伤后半小时内建立补液通道,以预防休克发生或减轻休克严重程度。

3．避免补液过多　盲目大量补液是当前烧伤复苏补液治疗中存在的另一突出问题，一些医务人员为使伤员较快地复苏，过分强调正常生理指标，不考虑机体的代偿能力如何，短时间内输入大量液体，其结果不仅使输液量明显增加，造成心脏前负荷过重，引发心力衰竭，还可因脏器组织水肿影响氧的代谢，加重机体缺氧状况，此外，过多的液体潴留于体内致使回吸收期延长，全身炎症反应明显加重。在补液治疗中，应根据临床指标，如尿量、血压、神志等变化，调整补液计划，对于小儿、老年烧伤患者及伤前有心肺疾病者，更应注意控制补液速度和补液量。

4．不能单纯依靠补液复苏　补液是防治烧伤休克的主要手段，但并非唯一措施，尤其是存有并发症时，单纯补液更难奏效，往往需要配合某些药物治疗。对一些补液治疗反应不佳的病例，应探索原因，采取有针对性的治疗措施。

5．补液量不够的表现及处理　表现为尿量减少、尿色深、尿比重高，一般还会伴有心率较高、血压偏低、肢端冷、血氧饱和度不易测出、酸中毒、胃肠道功能差、无食欲、腹胀、肠鸣音减弱、烦躁或反应差、呼吸加快、体温低等。可尝试快速补液，观察尿量、心率是否好转，同时调整晶体溶液和胶体溶液比例，并尽早输入血浆、白蛋白。

6．补液量过多的表现及处理　表现为尿量较多、尿色相对浅、尿比重相对低，心率可能增快，呼吸增快，腹胀明显，第二个24小时内还可出现肢体肿胀加重、肺部湿啰音、缺氧症状、烦躁，甚至惊厥。处理上应降低输液速度，甘露醇利尿，心脏负荷大时应直接以呋塞米利尿，如生化检查示白蛋白低、血钠低，应一边利尿一边额外补入高浓度白蛋白及高渗盐水代替部分计划输入的晶体溶液。

7. 胶体渗透压低的表现及处理　表现为尿量良好、尿色浅，但心率较高，组织肿胀明显增加。处理应补入高浓度白蛋白或血浆，适当甘露醇利尿，切开减压切口渗液明显增多时需更换敷料。

8. 酸中毒、凝血功能障碍的表现及处理　表现为血氧饱和度不稳，切开减压切口、气管切开切口渗血明显增加，尿色深，尿比重增加，血气分析可见酸中毒、乳酸增高。应增加 1.25% 或 5% 碳酸氢钠溶液补入，维持 pH 略酸或正常，并补入新鲜冰冻血浆，及时复查血气调整。

9. 肢体肿胀加重的表现及处理　烧伤后随着渗出高峰期到来及补液后增加组织渗出总量，可使原本不肿胀的环形烧伤肢体肿胀明显，如局部张力高、皮肤皮革样变明显且有麻木等症状，必须及时切开减压，术前抬高患肢可适当缓解。

10. 尿量偏少的表现及处理　应注意是否补液量不够，或由泌尿系统本身疾病导致，如肾小管酸中毒、肾血管痉挛，或因组织细胞破坏严重导致类似挤压综合征的肾功能障碍。如液体量充足，可使用利尿药利尿。对于肾功能障碍、血钾升高患者，必要时应给予透析。

11. 烧伤早期低钾血症的表现及处理　一般烧伤患者细胞破坏大，不容易出现低钾血症，但早期疼痛刺激、应激可导致呼吸性碱中毒，使患者出现一过性低钾血症。一般可不予处理，血钾极低可缓慢适量补钾，但及时复查及时停药，烧伤休克期仍应频繁复查电解质波动。

12. 呼吸困难的表现及处理　如有吸入性损伤，应及早预防性气管切开，如已切开者出现呼吸困难，应注意是否补液量过多引起肺水肿，或胸部环形焦痂束缚胸廓弹性，需逐一解决，并改善供氧或给予人工通气。

（陈志兴）

## 问题34　心脏大血管疾病的超声评估

心脏大血管影像学评估方法包括 X 线片、超声、CT 及 MRI 检查等，其中超声影像技术为心脏大血管疾病的最重要的床旁影像技术，可评估心脏大血管结构、功能改变，定性或定量观察心脏形态学改变，监测介入治疗与评估疗效等。在心脏大血管形态和功能的评估和监测方面具有不可替代的作用。

## 一、评估方法

1. 二维超声心动图基本切面

（1）胸骨旁左心室长轴切面（图 2-34-1）。

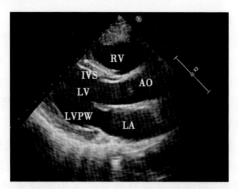

**图 2-34-1　胸骨旁左心室长轴切面**

RV. right ventricular，右心室；IVS. interventricular septum，室间隔；LV. left ventricular，左心室；AO. aorta，主动脉；LVPW. left ventricular posterior wall，左心室后壁；LA. left atrium，左心房。

（2）胸骨旁肺动脉长轴切面（图 2-34-2）。

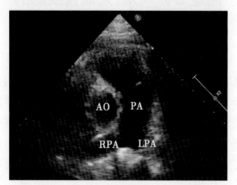

**图 2-34-2　胸骨旁肺动脉长轴切面**

AO. 主动脉；PA. pulmonary artery，肺动脉；LPA. left pulmonary artery，左肺动脉；RPA. right pulmonary artery，右肺动脉。

（3）胸骨旁主动脉瓣短轴切面（图 2-34-3）。

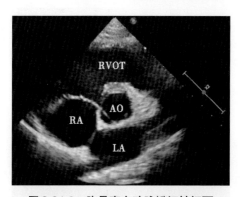

**图 2-34-3　胸骨旁主动脉瓣短轴切面**

RVOT. right ventricular outflow tract，右心室流出道；AO. 主动脉；LA. 左心房；RA. right atrium，右心房。

（4）胸骨旁二尖瓣瓣口短轴切面（图 2-34-4）。

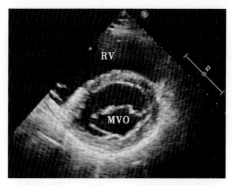

**图 2-34-4　胸骨旁二尖瓣瓣口短轴切面**

RV. 右心室；MVO. mitral valve orifice，二尖瓣口。

（5）心尖四腔心切面（图 2-34-5）。

（6）胸骨上窝主动脉弓长轴切面（图 2-34-6）。

（7）剑突下切面（适用于儿童、肺气肿患者）。

343

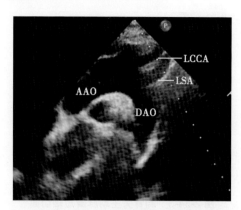

**图 2-34-5　心尖四腔心切面**

AAO. ascending aorta, 升主动脉；DAO. descending aorta, 降主动脉；LCCA. left common carotid artery, 左颈总动脉；LSA. left subclavian artery, 左锁骨下动脉。

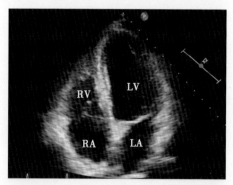

**图 2-34-6　胸骨上窝主动脉弓长轴切面**

RV. 右心室；LV. 左心室；RA. 右心房；LA. 左心房。

2. 超声心动图　左心室收缩功能评价可选用 M 型和二维 Simpson's 双平面法测量左心室容量和射血分数（图 2-34-7、图 2-34-8），射血分数正

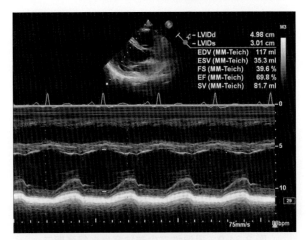

图 2-34-7 M 型超声测量左心室射血分数

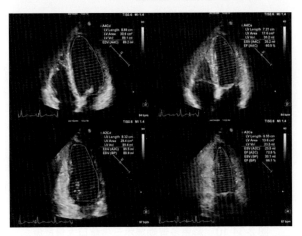

图 2-34-8 二维 Simpson's 双平面法测量左心室射血分数

常值为 67%±8%（55%～75%）。

3. 彩色多普勒血流显像（图 2-34-9、图 2-34-10）

可用于观察血流部位、方向、时相、性质；测量血流速度；计算血流量；估计跨瓣压差。

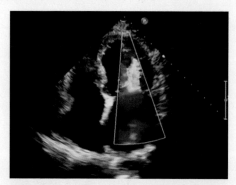

**图 2-34-9　风湿性二尖瓣狭窄患者舒张期二尖瓣口五彩镶嵌加速血流**

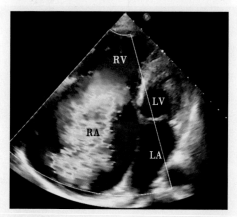

**图 2-34-10　彩色多普勒显示三尖瓣口大量反流**

*RV.* 右心室；*LV.* 左心室；*RA.* 右心房；*LA.* 左心房。

4.经食管超声心动图检查（图 2-34-11）　经食管超声心动图检查（trans-esophageal echocardiography，TEE）用于：成人经胸超声心动图声窗条件不满意；体外循环前进一步明确术前诊断，术后即刻评价手术效果；关胸前发现需要再次体外循环的残留问题；微创介入手术监测及引导。目前许多超声诊断平台的 TEE 还具有实时三维技术，可以更直观地显示病变，以更好地引导外科手术及微创介入手术的开展（图 2-34-12）。

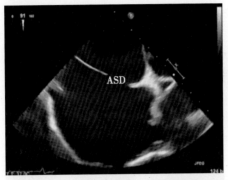

图 2-34-11　TEE 显示房间隔缺损

ASD. atrial septal defect，房间隔缺损。

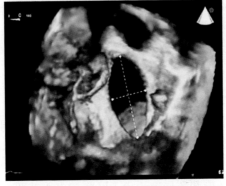

图 2-34-12　实时三维 TEE 显示房间隔缺损

# 二、常见心脏大血管疾病的超声评估

## （一）急性主动脉夹层

增宽的主动脉内可见撕裂的内膜片回声（图2-34-13）。内膜片回声纤细，将主动脉分为真假两腔；撕裂的内膜上有时可见其连续性中断，为真假腔相交通的破口，多位于夹层病变的起源处（图2-34-14）。

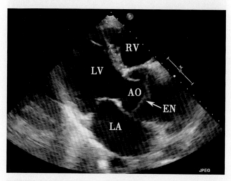

**图 2-34-13　二维超声心动图显示升主动脉扩张、腔内可见撕裂内膜**

RV. 右心室；LV. 左心室；LA. 左心房；AO. 主动脉；EN. entry tear，破口。

## （二）肺动脉栓塞

间接征象为右心显著扩展、左心充盈障碍。直接征象为肺动脉管腔内的强回声团（图2-34-15），可位于主肺动脉或分叉部及左、右主支内。TEE的灵敏度和特异度均优于经胸超声心动图。

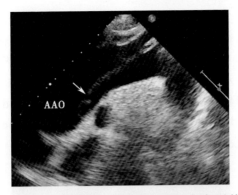

图 2-34-14 二维超声心动图显示夹层病变破口(箭头)

AAO. 升主动脉。

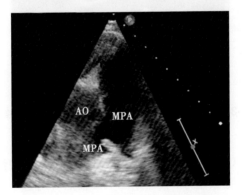

图 2-34-15 肺动脉左主支内强回声团

AO. 主动脉；MPA. main pulmonary artery，肺动脉。

## （三）获得性心脏瓣膜病

1. 二尖瓣疾病

（1）二尖瓣狭窄：二尖瓣增厚、回声增强，尤以瓣尖为明显；舒张期瓣叶开放受限呈鱼钩状，开口径<20mm，二尖瓣口解剖面积（mitral valve area，MVA）减小<2.5cm²（图2-34-16）。多普勒超声显示舒张期二尖瓣口窄细花色血流束；血流速度明显增快>1.5m/s，跨瓣压差（pressure gradien，PG）增大>5mmHg；二尖瓣有效面积（effective orifice area，EOA）减小<2.5cm²。

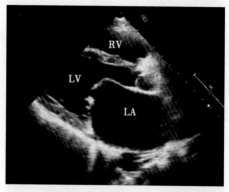

**图2-34-16　二维超声心动图显示二尖瓣增厚，开放受限**

RV. 右心室；LV. 左心室；LA. 左心房。

（2）二尖瓣关闭不全：①风湿性，二尖瓣叶及其腱索增厚，收缩期二尖瓣前后叶对合不良或有关闭裂隙；多普勒超声显示收缩期从二尖瓣关闭不全裂隙向左心房内以蓝色为主的反流血流；②二尖瓣脱垂，瓣叶增厚、过长，腱索松弛，收缩期瓣叶对合点移位，瓣体或瓣尖突向左心房；③二尖瓣腱索断裂，受损瓣叶在其瓣环附着处呈挥鞭样运动。二尖瓣脱垂及腱索断裂时多普勒超声均显示偏心性反流（图2-34-17）。

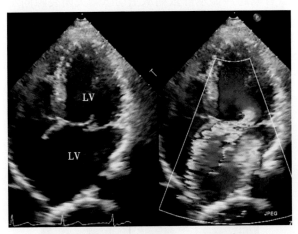

图 2-34-17　二维超声心动图显示二尖瓣挥鞭样运动，彩色多普勒显示二尖瓣偏心性反流

LV. 左心室。

2. 主动脉瓣疾病

（1）主动脉瓣狭窄：主动脉瓣叶增厚，回声增强，活动受限，主动脉瓣开口径（aortic valve diameter，AVD）<15mm，解剖面积（aortic valve area，AVA）<1.5cm$^2$；左心室壁及室间隔增厚，多在 13mm 以上；升主动脉扩张。多普勒超声显示收缩期主动脉瓣口血流呈五彩镶嵌的窄细射流束；血流频谱呈负向湍流，最大流速 $V_{max}$>2m/s，峰值跨瓣压差（PG）以及平均跨瓣压差（mean pressure gradien，mPG）增大。

（2）主动脉瓣关闭不全：①风湿性，主动脉瓣增厚，回声增强，舒张期关闭裂隙（图 2-34-18）；多普勒超声显示舒张期从主动脉瓣关闭裂隙向左心室流出道及左心室以红色为主的五彩镶嵌血流，反流频谱为正向高速湍流（图 2-34-19）；②主动脉瓣脱垂，舒张期瓣叶脱入左心室流出道，多普勒超声显示偏心性反流。

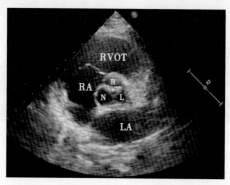

**图 2-34-18　二维超声心动图显示主动脉瓣关闭裂隙**

RVOT. 右心室流出道；RA. 右心房；LA. 左心房。

### （四）冠心病

超声心动图仅能探查冠状动脉主干近端，根据室壁节段性运动异常判断心肌缺血。

1. 心肌梗死　急性心肌梗死以运动减弱、消失或反向运动多见。陈旧性心肌梗死的局部室壁变薄、僵硬，回声增强、主动运动消失。

2. 心肌梗死并发症　超声可发现乳头肌功能不全；腱索或乳头肌断裂；室间隔穿孔；室壁瘤；游离壁破裂（图 2-34-20）。

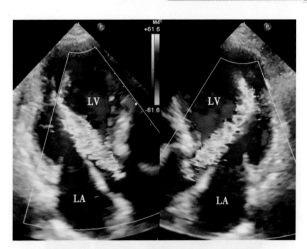

图 2-34-19 彩色多普勒显示主动脉瓣反流

LV. 左心室；LA. 左心房。

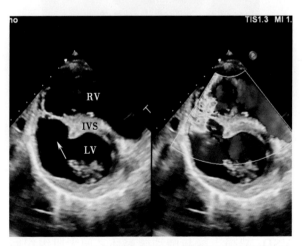

图 2-34-20 心室短轴切面显示心肌梗死后室间隔穿孔（箭头）

RV. 右心室；IVS. 室间隔；LV. 左心室。

### （五）先天性心脏病

1. **房间隔缺损** 右心房、右心室扩大，房间隔回声中断。原发孔型位于房间隔下部；继发孔型位于房间隔中部；静脉窦型房间隔缺损位于房间隔顶部，靠近腔静脉开口处。多普勒超声显示心房水平左向右红色穿隔血流束（图2-34-21、图2-34-22）。

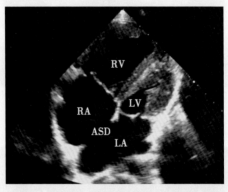

**图2-34-21 胸骨旁四腔心切面显示房间隔回声中断**
RV. 右心室；LV. 左心室；RA. 右心房；LA. 左心房；ASD. 房间隔缺损。

2. **室间隔缺损** 左心室扩大，室间隔回声中断。单纯膜部室间隔缺损（ventricular septal defect，VSD）：缺损周围常有纤维组织增生或与三尖瓣隔瓣相互粘连，形成假性膜部瘤；嵴下型VSD：缺损上缘紧邻主动脉右冠窦下方；干下型VSD：缺损上缘与肺动脉瓣环之间无肌组织回声。多普勒超声可见室间隔缺损处收缩期左向右分流（图2-34-23、图2-34-24）。

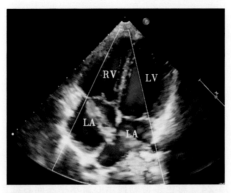

图 2-34-22 心房水平可见左向右红色血液信号穿过房间隔

RV. 右心室；LV. 左心室；LA. 左心房。

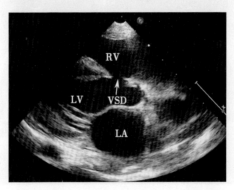

图 2-34-23 二维超声心动图显示主动脉瓣下室间隔回声中断

RV. 右心室；LV. 左心室；LA. 左心房；VSD. ventricular septal defect，室间隔缺损。

3. 动脉导管未闭 左心扩大、肺动脉增宽。于肺动脉分叉处与降主动脉之间可见管样结构（图 2-34-25）。

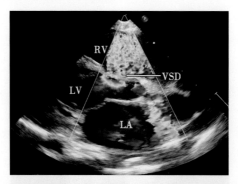

**图 2-34-24　彩色多普勒显示心室水平左向右红色血液信号穿过房间隔**

RV. 右心室；LV. 左心室；LA. 左心房；VSD. 室间隔缺损。

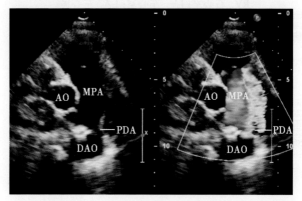

**图 2-34-25　二维超声心动图显示降主动脉与肺动脉分叉之间管状动脉导管未闭，彩色多普勒显示动脉导管未闭左向右分流**

AO. 主动脉；MPA. 肺动脉；DAO. 降主动脉；PDA. patent ductus arteriosus，动脉导管未闭。

4. 法洛四联症　左心室长轴断面显示室间隔缺损、主动脉骑跨、右心室肥厚；大动脉短轴切面显示狭窄的漏斗部、肺动脉瓣及瓣环、肺动脉主干及左右肺动脉（图2-34-26、图2-34-27）。

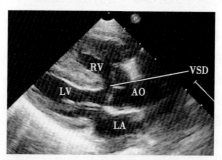

图2-34-26 二维超声心动图显示室间隔缺损，主动脉增宽并骑跨于室间隔之上

RV. 右心室；LV. 左心室；LA. 左心房；AO. 主动脉；VSD. 室间隔缺损。

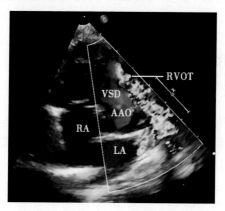

图2-34-27 彩色多普勒显示收缩期漏斗部及肺动脉瓣狭窄

RA. 右心房；LA. 左心房；VSD. 室间隔缺损；AAO. 升主动脉；RVOT. 右心室流出道。

（胡　佳　李娅姣　钱　宏　肖正华）

# 问题 35　消化道出血

## 【概念】

消化道出血（gastrointestinal hemorrhage）是指从食管到肛门之间的消化道包括胆管、胰管的出血，是消化系统常见的临床症状。其中，上消化道出血是指屈氏韧带以近的消化道出血，约占消化道出血的 85%，包括食管、胃、十二指肠；下消化道出血则是指屈氏韧带以远的消化道出血，约占消化道出血的 15%，其中绝大多数源自结肠。

呕血、黑粪或便血是消化道出血的典型表现。如果成人一次失血量超过循环血量的 20% 时，可出现急性周围循环改变，甚至发生休克，称为消化道大出血。

## 【常见原因】

### （一）上消化道出血

胃十二指肠溃疡（最常见）；食管胃底静脉曲张破裂；应激性溃疡；胃底、食管黏膜撕裂综合征；胃癌；胆道出血。

### （二）下消化道出血

恶性肿瘤（最常见）；结肠壁血管发育不良；结肠憩室；溃疡性结肠炎；克罗恩病；结肠息肉。

## 【体格检查及辅助检查】

1. 首先应检查生命体征，估计失血量及程

度 明确有无低血压（平卧位收缩压低于 90mmHg 提示丢失血容量约 40%）、心动过速（脉搏增加 20 次/min，血压下降 10mmHg，提示丢失血容量超过 20%）、手足冰凉和苍白（外周低灌注压表现，提示丢失约 20%）等休克的表现。

2. 细致全面的体格检查，尤其是腹部 注意腹部有无压痛、反跳痛，可否触及肿大的胆囊，是否有腹壁静脉曲张、肝脾大、腹水等，有无肠胀气、肠型及不对称隆起，腹部有无肿块、肠鸣音改变等。腹部外的体征亦可有重要提示。

由于直肠癌是下消化道出血的常见原因，肛门指检在下消化道出血中应常规进行，70%～80% 的直肠癌可在指检时扪及。

3. 血常规、肝肾功能、凝血功能、粪便常规＋隐血等检查 急性上消化道出血患者血尿素氮与肌酐之比多大于 20∶1，而下消化道出血二者之比则多小于 20∶1。

4. 内镜检查 包括胃镜、结肠镜、乙状结肠镜、直肠镜、胶囊内镜等。有助于明确出血部位及性质，并可同时进行止血。内镜检查应早期进行，阳性率高达 95%，检查前用冰盐水反复灌洗有助于提高内镜诊断率。对于出血严重或血流动力学不稳定的患者不适合行急诊结肠镜检查。

5. 选择性血管造影及介入 适用于各种原因引起的，或部位不明、原因不详、经内科治疗无效的胃肠道大出血，可明确出血部位（每分钟含有 1～1.5ml 造影剂的血液溢出即可显示)。还可通过介入手段达到止血目的。

6. 超声、CT 及 MRI 检查 有助于查找出血的原因,同时发现肝胆结石、脓肿、肿瘤等病变。

7. 放射性核素检查 尤其适用于间断出血者,5ml 出血量即可显示,阳性率高达 90%。缺点是无法对出血灶做定性诊断。

【处理】

（一）非手术治疗

1. 复苏 建立 1～2 条大静脉通道,迅速补充血容量。

2. 药物止血 给予质子泵抑制剂(proton-pump inhibitor, PPI)、垂体后叶激素、生长抑素、卡洛磺钠、氨甲环酸、维生素 $K_1$、纤维蛋白原等。

3. 放置胃管 大量冰盐水冲洗,加去甲肾上腺素使胃黏膜血管收缩止血。

4. 三腔二囊管压迫 对于食管胃底静脉曲张破裂出血有暂时止血作用。

5. 内镜止血 建议在病情稳定后立即进行。

6. 选择性腹腔动脉或肠系膜动脉造影及介入 对于内镜诊断及治疗失败者,可考虑选择性腹腔动脉或肠系膜动脉造影及介入。

（二）手术治疗

1. 急诊手术指征 经过积极的非手术处理后,血压及脉搏仍不稳定或短期内再次出血者。

2. 手术探查的原则 首要目的是紧急止血。

若条件允许,可进一步对原发病做彻底处理。

(周　勇　易梦思)

## 问题36　黄　疸

【概念】

黄疸是由于胆红素代谢障碍所致的血清胆红素升高而引起的临床症状,表现为巩膜、黏膜、皮肤及其他组织黄染。

黄疸时血清总胆红素高于 17.1μmol/L,其中血清总胆红素在 17.1～34.2μmol/L 时肉眼看不出黄疸,称隐性黄疸或亚临床黄疸,当超过 34.2μmol/L 时,临床上即可观察到黄疸,称为显性黄疸。由于巩膜含有较多的弹性硬蛋白,与胆红素有较强的亲和力,故巩膜黄染常先于黏膜、皮肤而出现。

【发病机制】

1.肝前性黄疸　血中胆红素生成过多造成的黄疸,这是由于红细胞大量破坏(溶血)后,非结合胆红素形成增多,当超过肝脏对非结合胆红素的摄取与结合能力时,则引起血液中非结合胆红素浓度增高。此外,大量溶血导致的贫血,使肝细胞处在缺氧、缺血的状态下,其摄取、结合非结合胆红素的能力也会进一步降低,结果导致非结合胆红素在血液中浓度更为增高而引起黄疸。

2.肝性黄疸　肝细胞功能低下或有功能

肝细胞数量减少所致,常见的病因为各种原因造成的急性肝功能损害、肝硬化慢性肝功能损害,致使肝细胞对非结合胆红素的摄取、结合发生障碍,导致非结合胆红素浓度增高而出现黄疸。

在肝炎患者中,部分未受损的肝细胞仍能继续摄取、结合非结合胆红素,使其转变为结合胆红素,但其中一部分结合胆红素未能排泌于毛细胆管中,而是经坏死的肝细胞间隙反流入肝淋巴液与血液中,导致血清中结合胆红素浓度也增高,这时患者转氨酶多会升高。

3. 肝后性黄疸

(1)肝内型胆汁淤积:一部分患者是因肝细胞变性、肿胀、汇管区炎性病变及毛细胆管、小胆管内胆栓形成,使结合胆红素的排泄受阻,结果造成结合胆红素经小胆管溢出(小胆管内压增高而发生破裂)而反流入肝淋巴流与血液。

除了胆管破裂等机械因素(如药物所致的胆汁淤积),还可由于胆汁分泌减少(分泌功能障碍),毛细胆管通透性增加,胆汁浓缩、淤滞而致胆汁流量减少,最终导致胆管内胆盐沉积与胆栓形成。

(2)大胆管的梗阻:肝内、肝外胆管,肝胰壶腹周围的任何部位发生阻塞或胆汁淤积,造成其上方胆管内压力不断增高,导致肝内小胆管或微细胆管、毛细胆管发生破裂,使结合胆红素从破裂的胆管溢出,反流入血液中而发生黄疸。

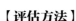

## 【评估方法】

1．是否有黄疸临床症状　表现为皮肤巩膜黄染，小便深棕色，血生化显示总胆红素>17.1μmol/L。

2．是否是梗阻性黄疸　临床表现为粪便陶土色，血生化显示以直接胆红素升高为主（占总胆红素的50%以上）。

3．是否有外科性梗阻（大胆管梗阻）　有无胆管扩张是鉴别胆道梗阻的重要依据。胆管远端有各种原因引起的梗阻时，其近端胆管扩张，往往在黄疸尚不明显时即可出现。可以通过腹部彩超、上腹部CT和MRI确定。

4．判断梗阻的部位　肝内胆管扩张是否对称常可用于判断梗阻部位在肝门部胆管汇合部以上还是以下（汇合部以上的胆管梗阻往往不会引起黄疸）。不对称的肝内胆管扩张会伴有不对称的肝实质改变，病变肝脏的门静脉血液肝内转流使肝脏出现"萎缩-肥大二联征"。

胆囊是否增大是提示胆道梗阻部位的另一重要标志，梗阻性黄疸伴有肿大的胆囊表示胆囊管入口以下部位的胆总管梗阻。根据胆囊改变的特点，结合肝内胆管扩张的形态，可以将梗阻部位分为：肝门部、胆总管中段、胆总管下一段。

区分胆总管下端、壶腹部、胰头的梗阻性病变时，腹部彩超、CT或MRI观察胰腺段胆总管是不可缺少的。

5．梗阻的原因　首先是判断性质，这在有

些时候会很困难。从症状上看,梗阻前有疼痛往往良性可能性大,梗阻前不伴疼痛症状是恶性的可能性大;肿瘤标记物可协助判断,由于黄疸患者大都伴有糖类抗原 19-9(carbohydrate antigen 19-9,CA19-9)升高,所以 CA19-9 升高不能作为判断是否为恶性梗阻的标准,但如果 CA19-9 >1 000μmol/L 同时还伴有癌抗原 12-5(cancer antigen 12-5,CA12-5)升高,则恶性梗阻的可能性极大。

影像学是判断性质的重要依据,特别是上腹部增强 CT 和增强 MRI,又以后者更优。诊断的金标准是病理活检,胰腺的肿块可以通过超声内镜引导下穿刺获得,胆总管下端和十二指肠乳头的肿瘤可以通过内镜逆行胰胆管造影(endoscopic retrograde cholangiopancreatography,ERCP)下活检获得,肝门部肿瘤直接取活检比较困难,可以腹腔镜取长大的肝十二指肠韧带淋巴结协助诊断。

【处理】

根据黄疸的病因不同,治疗方法也不尽相同。

1. 内科治疗　肝前性黄疸、肝性黄疸、肝内型胆汁淤积所致黄疸均采用内科治疗的方法治疗原发病,如溶血、肝功能损害、毛细胆管炎等。当原发病得到控制时,黄疸大多可自行缓解。

2. 外科治疗　仅大胆管梗阻所致的黄疸才需外科干预。外科治疗分为两种:①解除梗阻源。若黄疸为结石梗阻胆道所致,可采用外科手术取石或 ERCP 或经皮经肝胆道镜取石,以解除梗阻通畅胆汁引流;若黄疸为肿瘤阻塞胆道所致,可采用根治性手术切除或射频消融术或激光消融术以通畅胆道。②引流胆汁。当患者无法解除梗阻源或因特殊情况需要姑息减轻黄疸时,可采用引流胆汁的方式以期达到黄疸减退的效果。目前胆汁引流分为内引流和外引流。内引流包括胆肠吻合术、胆管内支架置入术等,内引流更有利于维护患者的内环境稳定,但胆肠吻合术创伤较大、并发症多;支架置入术要求导管必须通过梗阻部位。外引流包括 PTCD(percutaneous transhepaticcholangial drainage)、T 形管引流、ENBD 等,外引流虽然创伤小,但胆汁流失可能导致患者内环境紊乱,体外携带引流管也会影响患者生活质量。内外引流各有优缺点,需根据患者具体情况酌情选择。

**（游　蓁　牛肖雅）**